SCHMERZVERHÜTUNG

ZWÖLF VORLESUNGEN

VON

Dr. FRITZ STARLINGER

ASSISTENT AN DER KLINIK EISELSBERG
UND PRIVATDOZENT FÜR CHIRURGIE
AN DER UNIVERSITÄT WIEN

WIEN

VERLAG VON JULIUS SPRINGER

1931

ISBN-13: 978-3-7091-5158-7   e-ISBN-13: 978-3-7091-5306-2
DOI: 10.1007/978-3-7091-5306-2

DEM ANDENKEN
MEINER GUTEN MUTTER

Vorwort.

Divinum est opus sedare dolorem.
HIPPOKRATES.

Jedes Schmerzverhütungsverfahren stellt eine technische Maßnahme dar und erfordert daher zur Erlernung Übung. So erworbene Technik schafft aber ohne entsprechende Wissensunterlage nur Gewandtheit und kein Können, gewährleistet nicht die zu fordernde Sicherheitsgröße für den Kranken und genügt nicht der Würde des Arztes.

Diese nötige Wissensunterlage soll dem Studierenden wie dem jungen Arzte dieses Büchlein bieten. Dabei sei betont, daß sich die Schmerzverhütungsverfahren nicht aus einem Buche erlernen lassen, daß auch in den Vorlesungen, die hier gesammelt vorgelegt werden, besonders auf die praktische Betätigung der Studierenden geachtet wurde. Es sind aus diesem Grunde auch alle Abbildungen fortgelassen und die rein technischen Maßnahmen ganz kurz besprochen, weil für deren Erlernung nur der unmittelbare Anschauungsunterricht im Operationssaale ·in Betracht kommt. Aber diese unumgänglich nötigen, praktischen Übungen, die unter verläßlicher, ärztlicher Aufsicht ohne jeden Schaden für die Kranken durchgeführt werden können, sollen nicht ahnungslos, sondern wohl vorbereitet unternommen werden. Und zu dieser Vorbereitung soll dieses Büchlein dienen. Es soll weiter damit auch eine Lücke in der Ausbildung der Studierenden Österreichs und Deutschlands, auf die W. WEIBEL auf Grund einer ausgedehnten Rundfrage vor wenigen Jahren hinwies, geschlossen werden.

Diese Vorlesungen wurden an der Klinik EISELSBERG gehalten; es ist demnach klar, daß sie Geist von diesem Geiste sind, daß sie vor allem die Anschauungen, Anzeigestellungen und Lehren EISELSBERGs enthalten. Sie weisen dadurch eine persönliche Note, sie bieten so aber auch die Gewähr für die Verläßlichkeit und Zweckmäßigkeit der empfohlenen Verfahren.

Es sei der Hoffnung Ausdruck verliehen, daß die Herausgabe dieser gesammelten Vorlesungen über Schmerzverhütung dazu beitragen möge, die Sicherheit der Kranken, deren Schmerzen verhütet werden sollen, zu erhöhen. Sollte sich auch nur ein Tod am Tisch dadurch vermeiden lassen, wäre die Herausgabe schon belohnt.

Ich möchte zum Schlusse vor allem meinem Lehrer A. EISELSBERG von Herzen danken. Wir Schüler können nur wiedergeben, was er uns gab; und wenn wir vorhandenes Wissen und Können etwas mehren dürfen, dann verdanken wir es nur seiner klinischen und wohl auch menschlichen Erziehung, seiner Anleitung und seinem Beispiel. Sein Werk ist seine Schule, sind wir alle.

Wien, im März 1931.

Dr. FRITZ STARLINGER.

Inhaltsverzeichnis.

Erste Vorlesung.

Schmerzverhütung im allgemeinen; individualisierende Anzeigestellung; der gute Narkotiseur; Vorbereitung des Kranken zur Allgemeinbetäubung in somatischer und psychischer Hinsicht.

Schmerzen lindern und Schmerzen heilen gehört zu den schönsten und dankbarsten Aufgaben des Arztes; es ist göttliches Tun, das Ihnen gelingt und das Leuchten wieder froh gewordener Kinderaugen, der dankende Blick des nun durch Ihre Behandlung schmerzfreien Kranken wird Ihr schönster Lohn dafür sein. Sie werden ja immer und immer wieder sehen, daß gerade das Bannen arger Schmerzen Ihnen die dankbarsten Patienten verschaffen wird; sie danken Ihnen mehr als diejenigen Kranken, die Sie von einem viel gefährlicheren, aber schmerzlosen Leiden geheilt haben. Denn der Kranke wertet vielfach die Schwere seiner Krankheit nach der Stärke der durch sie hervorgerufenen Schmerzen.

Behandeln Sie aber niemals Schmerzen an sich, sondern gehen Sie immer der Ursache der Schmerzen nach. Sie dürfen erstens nicht vergessen, daß Schmerzen nur allzuoft ein Alarmsignal darstellen, das anzeigt, daß Gefahr im Verzug ist; und Sie müssen zweitens immer eingedenk sein, daß Sie nur dann verläßlich und zum Nutzen des Kranken Schmerzen lindern oder heilen können, wenn Sie das Grundleiden heilen, wenn Sie ursachenbewußt vorgehen können. Sie dürfen daher niemals gedankenlos Analgetica oder gar Narkotica geben, sondern vor allem zu einer Diagnose zu kommen trachten. Vergessen Sie auch nicht, daß Sie durch Schmerzlinderung ohne Kenntnis der Grundkrankheit dann schaden können, wenn diese dadurch in ihrem Fortschreiten verschleiert, wenn sie gar durch die von Ihnen gewählten Heilmittel im ungünstigen Sinne beeinflußt wird. Und schließlich erinnern Sie sich stets der in Frage kommenden pharmakodynamischen Tatsachen, wodurch sich zum Beispiel in vielen Fällen gedankenloses Verabreichen von Morphin erübrigen wird.

In gar manchen Fällen ist die beste Schmerzverhütung der operative Eingriff, der eben die Ursache der Schmerzen rasch und sicher aus dem Wege schafft. Denken Sie an die Trigeminusneuralgie, den Krampfschmerz durch die Unwegsamkeit jeglicher Hohlorgane mit glatter Muskulatur, an den unerträglichen Schmerz bei Hirndruck. Der Entzündungsschmerz der Phlegmone, aber auch des Furunkels, des Panaritiums wird dann schwinden, wenn das Messer die Gewebespannung entlastet. Dieser operative Eingriff muß keineswegs immer ein blutiger sein. Die verläßliche Ruhigstellung der Fragmente beim Knochenbruch, die Reposition einer Luxation wird gleichfalls binnen kurzem Schmerzfreiheit bedingen.

Aber auch rein physikalische Maßnahmen, wie Ruhigstellung, Hochlagerung, Stauung und Hitze- wie Kälteanwendung können Schmerzen bannen, desgleichen oft ein einziger richtiger Handgriff der geübten Krankenpflegerin, ein gütiges, beruhigendes Wort von autoritativer Seite.

Dies veranlaßt zur Feststellung, daß Sie als Arzt nicht nur körperliche, sondern auch seelische Schmerzen zu behandeln haben werden, daß der ganze Kranke Ihr Sorgenkind wird, sein Soma und seine Psyche, daß Sie erst dann wirklich heilen werden, wenn Sie immer neben dem Körper auch die Seele nicht vergessen. Gerade bei der Handhabung von Schmerzverhütungsverfahren wird sich Ihnen immer wieder das Leib-Seele-Problem aufdrängen. Und wenn Sie es richtig erfassen, so werden Sie gerade auf diesem Gebiete gelegentlich Wunder wirken können.

Wir werden uns also in unserem Kolleg mit folgenden Fragen zu beschäftigen haben: Schmerzbetäubung und -verhütung vor und nach dem Eingriff, ebensolchen Maßnahmen während dem chirurgischen Einschreiten wie schließlich überhaupt bei den verschiedenen chirurgischen Anzeigen. Das Hauptgewicht der Vorlesung wird aber auf die praktische Betätigung Ihrerseits zu legen sein, so daß Sie die gewonnenen Kenntnisse umgehend zur Tat, und zwar zur guten Tat umsetzen können.

Bevor wir auf Einzelheiten eingehen, haben wir noch einige grundsätzliche Feststellungen zu machen. Es gibt heute kein schematisches Vorgehen bei der Schmerzverhütung mehr. Es geht nicht an, zu sagen: Ich operiere nur in örtlicher Betäubung, ich operiere nur in Avertinnarkose. Es gibt auch heute noch kein einziges Schmerzverhütungsverfahren, das an sich unter allen Umständen und bei allen Kranken als gefahrlos zu bezeichnen wäre. Es ist daher schon von diesem Gesichtspunkte aus auf strengstes Individualisieren zu sehen. Vergessen Sie nicht die Einmaligkeit jedes Organismus oder, wie dies GOETHE ausdrückte; daß jeder Mensch ein Original ist. Bedenken Sie nun weiter, daß dieser an sich betreffs Ansprechbarkeit und Widerstandsfähigkeit so variable Organismus im Einzelfalle noch durch die mannigfachen Zustandsbilder der jeweiligen Erkrankung weitgehend abgeändert ist, daß aber auch die einzelnen Schmerzverhütungsverfahren ganz verschiedene Anforderungen an den Körper stellen, daß auch der Operateur zu den verschiedenen Eingriffen verschiedene Tiefen- und Ausdehnungsgrade der Schmerzbetäubung benötigt — dann werden Sie die Forderung nur zu begreiflich finden: jedem Kranken seine individuell angepaßte Schmerzverhütung!

Denn das oberste Ziel all unseres Vorgehens zur Schmerzverhütung muß immer die Sicherheit des jeweils gewählten Verfahrens bei dem so oder so behandelten Kranken sein. Jedes Schmerzverhütungsverfahren muß demnach im Einzelfalle für den durch Krankheit und Eingriff an sich schwer geschädigten Organismus ein Minimum an Schaden bedeuten. Die Wertung wirtschaftlicher Gründe oder die

Beurteilung eines Verfahrens vom Standpunkte der Annehmlichkeit für den Kranken wie für den Operateur darf immer erst in zweiter Linie kommen. Entscheidend ist nur die Überlegung, die von der Sicherheit der sich Ihnen anvertrauenden Kranken ausgeht. Vergessen Sie niemals das zutreffende Wort von ANSCHÜTZ, dem Kieler Chirurgen: „Psychische Schonung ist gut, somatische Schonung ist besser"; und erlauben Sie, daß ich hinzufüge: am besten ist, wenn beide Forderungen sich vereinigen lassen.

Sie müssen als Arzt zumindest *eine* verläßliche Form der Allgemeinbetäubung beherrschen; daß Sie mehrere Verfahren üben sollen, habe ich Ihnen ja eben begründet. Sie sollen schon als Studenten alle Verfahren einmal geübt haben, damit sie später bei Ihrer Spitalpraxis schon zugreifen können. Sie sollen während der Studienzeit zumindest die nötigen Wissensunterlagen sammeln, auf denen Sie später praktische Erfahrungen aufbauen können, ohne die ja der Gesamtbau Ihres Könnens nicht abgeschlossen ist. Wir werden uns in unserem Kolleg vorerst hauptsächlich mit der Allgemeinbetäubung beschäftigen, weil es für Ihre Ausbildung das wichtigere ist. Sie werden vielleicht später in Ihrer Praxis keine Gasnarkosen machen, ich sage vielleicht, weil sich Zukunftsentwicklungen ja nur sehr schwer abschätzen lassen. Aber Sie müssen auch solche Verfahren kennen lernen, weil Sie später als Hausarzt dem Facharzte bei der Anzeigestellung zur Wahl der einzelnen Schmerzverhütungsverfahren zweckmäßig beraten können; weil es für Sie weiter nicht sehr angenehm sein wird, wenn Sie Ihre Kranken um Einzelheiten der im Spital geübten Schmerzverhütungsverfahren fragen und Sie in Ihren Antworten sich mit den vom Kranken selber im Spitale gemachten Erfahrungen in Widerspruch setzen. Die örtliche Betäubung macht sich wenigstens hierzulande der Operateur selber, so daß Sie diese Verfahren dann erlernen werden, wenn Sie sich in einem operativen Fache besonders ausbilden. Die allgemeinen Grundzüge und besonders auch einzelne Verfahren, die für solche Eingriffe in Frage kommen, die Sie selber als Praktiker ausführen können und sollen, werden aber auch Inhalt unserer Vorlesungen sein.

Jede Schmerzverhütung stellt letzten Endes nur eine Hilfsmaßnahme dar und sollte daher keine Sterblichkeit aufweisen. Bleibt der Kranke am Tisch, tritt also der Tod während des Eingriffes und während der Schmerzbetäubung ein, so wird zu entscheiden sein, ob es sich um einen Tod in oder einen Tod an Narkose handelt. Diese Entscheidung wird manchmal sehr leicht, gelegentlich aber nur schwer oder überhaupt nicht zu treffen sein. Ich möchte Ihnen diesen wichtigen Fragenkomplex an einigen sinnfälligen Beispielen erläutern.

Wenn ein Kranker in tiefer Narkose wegen eines Darmverschlusses operiert wird, und er erbricht, weil ihm vorher der überfüllte Magen nicht entleert wurde, so kann es zu einer so mächtigen Aspiration kommen, daß eine tödliche Asphyxie entsteht. Der Kranke erstickt, weil sein Bronchialbaum mit Flüssigkeit erfüllt ist. Daran ist nicht der Eingriff als solcher oder seine Folgen, sondern die Allgemeinbetäubung mit ihrer Aufhebung des Kehlkopfreflexes schuld, das ist ein Tod an Narkose.

Oder ein mit Lachgas narkotisierter Kranker ist blau und cyanotisch, wenige Minuten später setzt die Atmung aus und ist durch alle nur denkbaren Maßnahmen nicht wieder in Gang zu bringen. Eine Weile weiter steht auch das Herz still — auch dieser Tod ist nicht durch den Eingriff eingetreten, er ist durch Sauerstoffmangel im Laufe der Narkose ursächlich bedingt, es handelt sich somit um einen Tod an Narkose. Sie machen die örtliche Betäubung zur Vornahme einer Kropfoperation und injizieren Novocain. Infolge Unterlassens entsprechender Vorsichtsmaßnahmen spritzen Sie die Lösung unmittelbar in eine Vene ein, der Kranke wird blaß, die Atmung wird oberflächlich, die Pupillen weit, der Tod tritt ein. Sie haben mit Ihrer intravenösen Novocaininjektion das Atem- und Kreislaufzentrum im verlängerten Mark gelähmt, es ist der Tod an der örtlichen Betäubung eingetreten.

Anders muß das Urteil in folgendem Falle lauten. In örtlicher Betäubung, um eben jede Aspiration zu verhüten, wird ein mächtiges Haemangiom der Mundhöhle operiert; im Laufe des Eingriffes kommt es zu einer so schweren, durch alle durchgeführten Maßnahmen nicht stillbaren Blutung, daß der Kranke infolge der Anämie bewußtlos wird und nun obendrein noch seine Luftwege mit Blut vollaufen, so daß er erstickt. Daran ist die Art der Schmerzverhütung unschuldig, das ist ein Tod in Narkose. Sie müssen eine kachektische maligne Pylorusstenose operieren. Sie wählen Lachgas, um den Organismus so wenig wie möglich zu belasten. Der Kranke ist während des ganzen Eingriffes, wenn auch nicht rosig, so doch blaß und keineswegs blau. Der Puls wird immer kleiner und kleiner, schließlich ist er nicht mehr tastbar und gleichzeitig setzt auch die Atmung aus. Das ist ein Tod in Narkose, daran ist Krankheit und Eingriff schuld; der Organismus war schon so niedergekämpft und verbraucht, daß er diese wenn auch kleine Belastung nicht mehr aushielt.

Sie werden aber immer wieder Grenzfällen begegnen, wo der Eingriff zwar große Anforderungen an einen Körper stellt, der in seiner Widerstandskraft zweifellos herabgesetzt ist, wo aber auch im Laufe der Schmerzverhütung sich Komplikationen einstellen, die zwar an sich auch nicht tödlich sind, die aber doch eine neue Belastung für den schon durch Eingriff und Krankheit geschädigten Körper bedeuten, so daß als Resultante aller dieser Schäden wohl der Tod eintritt, ohne daß genau zu sagen wäre, welcher Einzelschaden gerade das Faß zum Überlaufen brachte, ohne entscheiden zu können, ob es sich um einen Tod an oder einen Tod in Narkose handelt. Auch der Obduktionsbefund bringt in diesen klinisch schon unklaren Fällen selten sicheres Wissen. Daß aber doch ein Verschulden des Narkotiseurs nie ganz ausgeschlossen werden kann, dafür spricht auch die an unserer Klinik bestehende Gepflogenheit, jeden mors in tabula der Staatsanwaltschaft zur Anzeige zu bringen; bei ihr liegt die Entscheidung, ob eine gerichtliche Obduktion durchzuführen und eine besondere Untersuchung einzuleiten ist. Sie werden gut tun, gleichfalls so zu handeln, weil Sie dadurch auch vor späteren Anschuldigungen gedeckt sind.

Sie werden solchem, immer wieder den Arzt ins Innerste erschütterndem Geschehen am besten begegnen, wenn Sie die Mahnung JOHANNES v. MIKULICZs beherzigen, daß Sie immer so Schmerzverhütung treiben, wie wenn gerade dieser nun zu narkotisierende Kranke besonders gefährdet wäre. Und damit kommen wir zum Narkotiseur.

Jedem guten Narkotiseur muß vor allem die ungeheure Verantwortung bewußt sein, die er mit jeder Narkose auf sich nimmt; er hält ein Menschenleben in der Hand, sein Handeln ist oft viel verantwortungsvoller wie das des Operateurs. Seien Sie immer des Wortes BILLROTHs eingedenk: „Ist wohl ein größeres Vertrauen von Menschen zu Menschen denkbar, als daß einer sich vom andern durch das Einatmen eines betäubenden Giftes in schmerzlosen und bewußtlosen Zustand versetzen läßt und sich ihm so ganz preisgibt?" Es unterstreicht so recht die hohe Verantwortung, die jeder Arzt bei Durchführung einer Allgemeinbetäubung auf sich nimmt. Diese Feststellung gilt natürlich entsprechend variiert für jedes Schmerzverhütungsverfahren, auch wenn durch dasselbe das Bewußtsein gewahrt bleibt. Mit heiliger Scheu muß daher der Narkotiseur an sein Tun herangehen; er kann nur dann verantwortungsbewußt narkotisieren, wenn er die anzuwendende Methode voll und ganz beherrscht, wenn er sich auch aller möglichen üblen Zufälle bewußt ist, die sich ereignen können und die diesbezüglichen Gegenmaßnahmen kennt. Er muß aber auch den Kranken kennen mit allen seinen Vorzügen und Fehlern, nicht zuletzt seine psychischen Eigenheiten. Er muß Kontakt mit dem zu narkotisierenden Kranken gewinnen, nicht nur der Körper, auch die Psyche des Kranken will narkotisiert werden, und sie muß zuerst beeinflußt werden, dann kommt erst das Soma. Ruhe muß eine Haupteigenschaft des Narkotiseurs sein; Kopf verlieren gibts unter keinen Umständen. Nur ziel- und ursachenbewußtes Handeln kann Zufälle und Komplikationen während der Narkose beheben, sinnloses Hasten vertrödelt nur kostbarste Zeit, ohne den Zweck zu erreichen. Minutiöse Genauigkeit muß dem Narkotiseur eigen sein; Kleinigkeiten sind es, die sich zur Gesamttat zusammenschließen müssen; aber von jeder dieser Kleinigkeiten kann das Leben des Kranken abhängen. Die Gleichförmigkeit des Handelns, die namentlich den Apparatnarkosen besonders eigentümlich ist, verführt an sich zur Nachlässigkeit, ermüdet auch mangels manueller Betätigung und der scheinbar selbstverständlichen Reibungslosigkeit des Tuns; jeden Augenblick kann sich die Sachlage ändern, der Narkotiseur muß andauernd auf dem Qui vive sein, jeder Moment kann eine lebensbedrohliche Komplikation bringen. Und was man erwartet, das überrascht nicht, das kann man dann auch meistern. Der gute Narkotiseur muß sich binnen kurzer Zeit über die individuelle Reaktion des betreffenden Kranken im klaren sein, muß seine Toleranzbreite erfassen, muß wissen, mit wieviel Sauerstoff, um ein Beispiel herauszugreifen, gerade dieser Kranke eben noch auskommt. Er muß aber auch chirurgisch ausgebildet sein, um den einzelnen Phasen der Operation mit der Tiefe seiner Schmerzbetäubung vorauseilen zu können, er muß über den Gang des Eingriffes und dessen Ansprüche an die Narkosetiefe vollkommen im Bilde sein. Er darf sich aber dann auch nicht von einem ungeduldigen Operateur

verleiten lassen, seine Zustimmung zum Beginn des Eingriffes zu geben,
wenn noch keine genügende Schmerzbetäubung bzw. Narkosetiefe
erreicht ist. Der Narkotiseur hat nur auf seinen Kranken zu achten und
sich ganz auf Narkoseablauf und Reaktion des Kranken auf Eingriff
und Allgemeinbetäubung zu konzentrieren. Ein Wechsel in der Person
des Narkotiseurs während ein und derselben Narkose ist unzulässig.
Der Narkotiseur bleibt auch beim Kranken, bis er wach ist. Denn nur
er weiß, was er getan, nur er kann auch für alle Folgen einstehen und
ihnen begegnen. Denken Sie immer daran, was v. MIKULICZ sagte:
Die Narkose gehört zu den größten ärztlichen Kunstleistungen. Üben
Sie diese Kunst im tiefen Bewußtsein Ihrer Verantwortlichkeit; sie ist
auch heute noch eine Kunst, wenn sie künstlerisch betrieben, wenn
auch künstlerische Leistungen dabei erzielt werden. Denn Narkose
und Narkose ist eben auch heute nicht ein und dasselbe, man kann es
so und anders machen. Trachten Sie mit jeder einzelnen Narkose, um
ein modernes Wort zu gebrauchen, eine Spitzenleistung zu schaffen,
und Sie werden den hohen Anforderungen, die man an einen guten
Narkotiseur stellen muß, annähernd nachkommen. Und seien Sie auch
in dieser Kunst nie zufrieden mit Ihrer Leistung, es muß immer noch
besser werden.

Es ist bei so hohen Anforderungen an eine Leistung daher nicht
verwunderlich, daß im Zeitalter der Spezialisierung auch der Narkose-
spezialist geboren wurde, ein Facharzt, der namentlich in England und
den Vereinigten Staaten von Amerika eine gewohnte Erscheinung
darstellt. Er stellt die Anzeige zur Art der Schmerzverhütung im Ein-
vernehmen mit dem Operateur, er bereitet den Kranken für diese
Schmerzverhütung vor, führt sie durch und behandelt den Kranken
wegen eventueller Folgen dieser Schmerzverhütung auch nach. Er allein
ist verantwortlich für alle sich aus Art und Durchführung der Schmerzverhütung ergebenden Folgen, nicht der Operateur, der am Kontinent für den ganzen Kranken verantwortlich zeichnet. Der Narkose-
spezialist hat sein Dasein der Vielzahl der heute geübten Verfahren zu
verdanken, der modernen Kombinationsnarkose. Diese Einrichtung
bringt aber schwere Nachteile. Es fällt damit die Autokratie des Operateurs, die absolut aufrecht erhalten werden muß. Es geht nicht an, daß
bei einer so variablen Handlung einerseits, bei einem lebenbedrohenden
Tun andererseits, wie es jeder Eingriff am lebenden Menschen ist, zwei
Köpfe regieren; dieses feine Uhrwerk des Operationsmechanismus mit
seinem ganzen Um und Auf muß in der Hand eines Einzelnen liegen,
sonst muß es zu Störungen kommen. Es ergeben sich durch die Tatsache
des Narkosespezialisten aber auch Schäden für die Allgemeinausbildung
und den Unterricht. Auch dürfte an kleineren Orten keine Existenz-
möglichkeit für eine solche Gruppe von Fachärzten bestehen. Es hat
sich diese Einrichtung bisher am Kontinent auch nicht durchsetzen
können, wenngleich sich Ansätze hierzu schon mancherorts zeigen.

Mit das Wichtigste für das Gelingen wie für die Gefahrlosigkeit einer
Allgemeinbetäubung, gleichgültig welches Verfahren gewählt wird, ist
die Vorbereitung hierzu. Eine solche Vorbereitung hat grundsätzlich

Folgendes zu leisten: Sie hat den zu betäubenden Organismus nach
Möglichkeit betreffs seiner Widerstandskraft und Leistungsfähigkeit
zu erfassen, diese beiden Größen tunlichst zu erhöhen und alle jene
Bedingungen zu beseitigen, durch die während der Schmerzbetäubung
irgendwelche Gefahren für den Kranken entstehen könnten.

Dazu gehört erstens eine genaue Vorgeschichte, aus der hervorgeht,
wie der Kranke bisher auf Allgemeinbetäubungen angesprochen hat, wie
etwa so behandelte Familienangehörige von ihm, wobei gegebenenfalls
Idiosynkrasien (Morphin, Chloroform usw.) festzustellen sind. Kon-
stitutionelle Eigentümlichkeiten (Hämophilie, Status thymicolympha-
ticus, Tetaniebereitschaft, Pneumonieanfälligkeit) werden dabei zutage
kommen und die Wahl der in diesem Falle besonders geeigneten oder
gerade nicht zweckmäßigen Schmerzverhütung beeinflussen. Wie
wichtig für solche Entscheidungen die Rolle des alten Hausarztes, der
den Kranken von Kindheit auf und dessen Eltern und Kinder in ihrer
Reaktion auf Krankheiten kannte, ist, muß wohl nicht unterstrichen
werden; ob ihn der auf dem Marsch befindliche Gesundheitspaß, die amt-
liche Lebenskrankengeschichte, ersetzen wird können, erscheint fraglich.

Natürlich muß der Gesamtorganismus aufs genaueste untersucht werden, wobei nicht nur grobe, krankhafte Veränderungen festgestellt oder
ausgeschlossen, sondern auch die funktionelle Wertigkeit der Einzel-
organe oder Organsysteme erfaßt werden sollen. Es genügt nicht, eine
mehr weniger flüchtige Auskultation von Herz und Lunge, eine oberflächliche Harnuntersuchung auf Eiweiß und reduzierende Substanzen
auszuführen, um Anzeige und Gegenanzeige für dieses oder jenes Schmerzverhütungsverfahren zu erstellen, es muß der Kreislauf irgendwie in
seiner Leistungsfähigkeit geprüft, es muß die Leber funktionell gewertet, das Vorhandensein einer Schrumpfniere, die beide eben ange-
führte Harnreaktionen negativ belassen wird, nicht übersehen werden.
Daß eine azidotische, eine diabetische Stoffwechselstörung vor der
Schmerzverhütung zu beseitigen ist, wenn die Zeit es irgendwie erlaubt,
erscheint selbstverständlich.

Als bestes Test für die Leistungsfähigkeit kann der einfache Wasser-
und Konzentrationsversuch nach VOLHARD empfohlen werden; fällt
er befriedigend aus, dann müssen Sie keine schwereren Störungen befürchten; ergibt sich ein Defizit im Wasserhaushalt, dann muß die
Ursache ermittelt und entsprechend therapeutische Prophylaxe getrieben
werden.

Hierher gehört die Kräftigung des Herzens durch vorsichtige Digita-
lisierung, die sich aber erst nach drei Tagen auswirkt, woraus die Un-
zweckmäßigkeit einer knapp vor dem Eingriff verabreichten Digalen-
injektion hervorgeht; die Unterstützung des Kreislaufes durch Strychnin,
Ephetonin; die Entwässerung des Organismus bei Hydrops und Ana-
sarca; die ausreichende Flüssigkeitszufuhr beim ausgetrockneten
Kranken (Pylorusstenose); die Bekämpfung einer Anämie, einer herab-
gesetzten Blutgerinnungszeit; die Dämpfung einer Hypertonie; die
Sanierung der Mundhöhle, die Behandlung einer Entzündung des Rachens
und der oberen Luftwege.

Alle diese Vorbereitungen sind selbstverständlich auch Vorbereitungen für den folgenden Eingriff; sie müssen aber schon für die Durchführung der Schmerzverhütung verlangt werden, weil der Narkotiseur nur dann die Narkose musterhaft führen und für ihren Verlauf die Verantwortung tragen kann, wenn er den Körper, den er narkotisiert, auch ganz genau kennt und weiß, was er ihm zumuten kann. Denn jede Schmerzverhütung belastet den Organismus — das dürfen Sie niemals vergessen!

Sie haben aber weiter noch für die Allgemeinbetäubung ganz ihr eigentümliche Vorbereitungen zu treffen. Sie müssen entleeren den Mund, den Magen, den Enddarm, die Harnblase.

Und überzeugen Sie sich von der Leerheit des Mundes durch eigenes Sehen, begnügen Sie sich nicht mit Fragen. Mißverständnisse sind immer möglich. Sie müssen sicher wissen, wenn der Kranke im Verlaufe der Narkose cyanotisch wird, daß eine mechanische Ashyxie durch Fremdkörper ausgeschlossen ist, weil Sie sich eben persönlich durch den Augenschein, eventuell durch Unterstützung Ihres Tastgefühles überzeugt haben, daß diese Mundhöhle vor Einsetzen der Narkose wirklich leer war. Es gibt nicht nur Prothesen im Mund, nicht nur lockere Zähne, Kautabak oder Bonbons, ich habe auch einmal einen Talisman aus dem Munde entfernt, den der Kranke dort in der Hoffnung, unbemerkt zu bleiben, aufbewahrt hatte. Hier hätten Sie wahrscheinlich auf Ihre Frage auch keine Antwort bekommen. Also schauen, selber schauen, und nicht nur fragen!

Jedes Erbrechen in tiefer Narkose bedeutet Aspirationsgefahr und sekundäre Lungengangrän und dies um so mehr, um so infektiöser das Erbrochene ist. Im allgemeinen wird Fasten durch einige Stunden genügen; wenn aber bei einem Darmverschluß Darminhalt in den Magen zurückgestaut wird, dann wird durch solches Fasten ebensowenig ein leerer Magen erzielt werden wie bei einer Pylorusstenose, die keinen Austritt von Mageninhalt erlaubt. In solchen Fällen werden Sie also den Magen entleeren müssen. Sie werden sich nicht nur mit dem Aushebern begnügen dürfen, Sie müssen einen solchen Magen solange spülen, bis er eben wirklich leer ist. Zeitvorschriften sind wertlos.

Es ist gut, wenn Sie Enddarm und Harnblase entleeren; nicht nur, weil Ihnen der Operateur dankbar sein wird, sondern weil der Kranke sich sonst bei Erschlaffen der Sphincteren in tiefer Narkose beschmutzt, was Sie ihm und sich ersparen können. Dies gilt namentlich auch für kurze Rauchnarkosen an ambulatorisch behandelten Kranken.

Sie müssen weiterhin besonders auch im eben erwähnten Falle beim ambulatorischen Kranken alle beengenden Kleidungsstücke lockern, weil dadurch Atmung und Zirkulation beeinträchtigt und vielleicht in bedrohlicher Weise geschädigt werden können. Dazu gehören nicht nur Kragen und Gürtel, sondern auch enge Strumpfbänder, die bei längeren Narkosen namentlich manche Thrombose auf dem Gewissen haben.

Dies leitet uns über, daß Sie besondere Vorsichtsmaßregeln bei der Lagerung der Kranken am Operationstische zu beobachten haben. Sie haben sich ja schon bei der Allgemeinuntersuchung vom Fehlen oder

Vorhandensein einer Parese eines Extremitätennerven überzeugt; das ist deshalb wichtig, weil bei einem Kriegsverletzten eine schon seit Jahren bestehende Radialislähmung im Anschluß an den Eingriff als „Narkoselähmung" vom Kranken behauptet wurde. Sie müssen ja bedenken, daß keine Schmerzen, keine Parästhesien warnen können; der Kranke ist narkotisiert, was natürlich nicht hindert, daß sich eine mechanische Schädigung am Nerv auswirkt. Lagern Sie also so, daß die NN. radiales, ulnares, ischiadicus, peroneus, aber auch der Plexus brachialis unter keinen Umständen durch Tischkante oder sonstige harte Unterlagen gedrückt werden können, und zwar weder von außen noch von einem Knochen des eigenen Körpers; cavete maximale Abduktion im Schultergelenk durch längere Zeit! Dieselben Vorsichtsmaßnahmen haben natürlich für die Kompression von Blutgefäßen, namentlich von Hauptgefäßen Geltung. Eine Fixation einer Extremität, die gleichzeitig die Zirkulation unterbindet, ist selbstverständlich unstatthaft. Das muß aber vor Einsetzen der Allgemeinbetäubung festgestellt, darf nicht nach dem Gefühl bemessen werden, weil ja während Narkose und Eingriff keine weitere Beobachtung erfolgt und der warnende Schmerz, worauf nicht genügend oft hingewiesen werden kann, fehlt.

Und ein Letztes sollen Sie nicht vergessen: daß der fixierte, betäubte Organismus, besonders wenn überdies noch Körperhöhlen eröffnet werden, sehr leicht und rasch auskühlt; Blutdrucksenkung und dadurch bedingte mangelhafte Durchblutung der Hautgefäße, Verdunstungskälte durch Abdampfen des während eines eventuellen Exzitationsstadiums erfolgten Schweißausbruches, Durchnässen der bedeckenden Tücher durch Spülungen während des Eingriffes, Mindertemperatur im Operationssaale (unter 26° C) begünstigen dieses Geschehen des Temperatursturzes. Bei entsprechendem Vorgehen, das namentlich die eben genannten Fehlerquellen nach Tunlichkeit ausschaltet oder verkleinert, bewegt sich der Temperatursturz in engen Grenzen. An der Klinik wurde als seltene Ausnahme ein Maximum von 1,4° C beobachtet.

Sie haben aber neben dem Körper auch die Psyche Ihrer Kranken für die Schmerzverhütung vorzubereiten. Verschweigen Sie Ihren Kranken keine der Unannehmlichkeiten, die sich bei Einleitung der Narkose ergeben, sondern bereiten Sie sie schonend darauf vor und beraten Sie sie, wie Sie sich in diesem Abschnitt der Betäubung am besten verhalten. Sie müssen das absolute Vertrauen des Kranken gewinnen, und dazu gehört, daß Sie ihn nicht belügen. Denn wenn Sie dem Kranken gesagt haben, daß das Einschlafen in der Äthernarkose z. B. besonders angenehm sei und er empfindet nun das Gegenteil, dann glaubt er Ihnen auch nicht das, was Sie ihm über die Sicherheit der Narkose gesagt haben, dann fürchtet er Schmerzen und den Tod und tritt unter den denkbar ungünstigsten Bedingungen in die Narkose ein. Sie dürfen sich dann nicht wundern, wenn Sie besonders ausgesprochene Abwehrreaktionen erleben; daran sind aber dann Sie und nicht die Kranken schuld. Mit wahren Worten, mit beruhigenden Beteuerungen, mit Suggestivfeststellungen und ebensolchen Fragen, mit einer monotonen Erzählung, einer der Stirne des Kranken aufgelegten, kühlen Hand werden

Sie andererseits bei demselben Kranken schon beim Einleiten der Äthernarkose, um bei demselben Beispiele zu bleiben, die Hälfte und mehr Narkoticum einsparen. Man muß zu Beginn der Allgemeinbetäubung nicht nur das Großhirn, man muß auch die Psyche „narkotisieren"!

Es soll nicht unerwähnt bleiben, daß Sie natürlich auch Ihr „Handwerkszeug" gehörig vorbereiten müssen. Es sei nochmals aufgezählt: Mehrere, fertig vorbereitete Masken, einige gefüllte Ätherfläschchen, Heister, Zungenzange, MAYO-Tubus, Nasenröhrchen, Speichelpumpe, sterile Tupfer; sterile Spritze mit ebensolchen mehreren kurzen und einer 10 cm langen, am besten graduierten Nadel; Ephetonin, Kardiazol, Adrenalin, Lobelin, Coffein in Ampullen; eine Speischale und mehrere Kompressen, eine Tube Chloräthyl, Vaseline und ein Gummibeutel mit Kohlensäure samt ausgekochtem Ansatzschlauch, ein Höhrrohr. Alles, was Sie benötigen, muß an seinem, Ihnen gut erreichbaren Platz sein. *Ein* prüfender Blick genügt zu dieser Feststellung. Beginnen Sie niemals ohne diesen Blick Ihre Narkosen!

Und zu den Vorbereitungen zur Narkose gehören schließlich pharmakodynamische Maßnahmen, die entweder die Narkose im Sinne einer Kombinationswirkung unterstützen oder zumindest die Einleitung der Narkose erleichtern oder unmittelbaren aus der Narkose regelmäßig erwachsenden Gefahren vorbeugen sollen. Die Besprechung dieser Maßnahmen und Pharmaca, ihre Darreichung und Wirkung wollen wir für später aufsparen. Über die unmittelbare Vorbereitung zur Allgemeinbetäubung und die für sie zweckmäßige Prämedikation sollen Sie später im Zusammenhange hören.

Sie sehen somit aus unserer heutigen Vorlesung, daß Sie vor Ergreifen des Narkosefläschchens, vor Anschnallen der Maske des Gasapparates allerlei zu bedenken, vieles zu tun, manches zu unterlassen haben, wenn Sie Ihren Kranken das bieten wollen, was sie von Ihnen zu verlangen berechtigt sind: eine möglichst sichere, verläßliche Allgemeinbetäubung.

Zweite Vorlesung.

Arten und Wege der Zufuhr eines Narkoticums; Vorteile und Gefahren, Anzeigen und Gegenanzeigen der verschiedenen Darreichungsverfahren.

Von den verschiedenen Wegen, auf denen man ein Narkoticum dem Körper einverleiben kann, wurden folgende praktisch betreten:

Die Einatmung: Inhalations- und Intubationsnarkose.

Die Instillation in den Mastdarm: Intrarektale Narkose.

Die Infusion und Injektion in die Vene: Intravenöse Narkose.

Die Einspritzung in den Muskel: Intramuskuläre Narkose.

Die Einspritzung unter die Haut: subcutane Narkose.

Die Einbringung in die Bauchhöhle: intraperitoneale Narkose.

Alle diese Darreichungsmöglichkeiten haben ihre ihnen eigentümlichen Vorteile, allen haften aber auch besondere Gefahren an. Es ist aber notwendig, Vorteile wie Gefahren dieser Beibringungsmöglichkeiten zu kennen, weil nur auf dieser Grundlage eine zweckmäßige Wahl unter ihnen getroffen werden kann. Sie sehen daraus wieder, wie wichtig alle diese Kenntnisse sind, da sie eine neue Möglichkeit strengsten Individualisierens bieten, weil dadurch die Variationsmöglichkeiten noch steigen und Sie im Einzelfalle den Anforderungen von krankem Organismus, Eingriff bzw. Operateur sich noch besser anpassen können. Sie werden sogar im Verlaufe unseres Kollegs sehen, daß Nachteile eines Narkoticums sich durch die Art und Weise der Darreichung wieder weitgehend ausgleichen lassen, ohne an Vorteilen zu verlieren. Legen Sie sich also auch in der Darreichungsart auf kein starres Schema fest. Es gilt hier genau so wie sonst: Je reichhaltiger Ihr Programm, je anpassungsfähiger Ihr Handeln, je sicherer im Einzelfalle Ihr Vorgehen ist, um so besser werden Sie Ihren Kranken dienen, um so größere Leistungen werden Sie erzielen.

Um zur *Einatmung* und somit zur *Inhalationsnarkose* geeignet zu sein, muß das Narkoticum entweder gasförmig sein oder bei Zimmertemperatur rasch verdunsten; es darf die Atemwege nicht übermäßig reizen und muß schließlich jenen Forderungen nachkommen, die wir im Interesse der Sicherheit des Kranken verlangen müssen, auf die später ausführlich zurückzukommen sein wird, um Wiederholungen zu vermeiden.

Diese Darreichung auf dem Wege der Einatmung kann mittels verschiedener Methodik erfolgen, über die ich mich heute kurz fassen kann, weil Sie sie bei den einzelnen Narkoseverfahren noch hören werden, weil Sie sie vor allem bei den verschiedenen Eingriffen selber üben müssen. Sie können das flüssige Narkoticum durch Auftropfen auf die verschiedensten Maskenformen zum Verdunsten bringen; die bei der Einatmung durchstreifende Luft nimmt dann das verdunstete Narkoticum mit und bringt es in die Lungenalveolen, wo die Resorption erfolgt. Sie werden unter den verschiedenen Maskenformen — soviel möchte ich heute schon betonen — für diesen Zweck die beiden radikalsten Vertreter sozusagen bevorzugen; die ganz offene Maske, die maximalen Luftzutritt gestattet, oder das nahezu geschlossene System, wie es durch die Maske von OMBREDANNE verkörpert wird. Ihre Vorläufer waren bis zu einem gewissen Grade der JULLIARDsche Korb und der GLEICHsche Helm, mit denen allerdings nur Sticknarkosen ausführbar waren. Ist das Narkoticum a priori gasförmig, so kann natürlich nur ein ganz geschlossenes System mit völligem Ausschluß von der Luft in Frage kommen, da sonst die zur Narkose nötigen Konzentrationen nicht erzielt und eine genaue Dosierung nicht erreicht werden kann.

Aber auch die Kombination dieser beiden Verfahren ist zweckmäßig; es wird dann nicht die Außenluft mit dem verdunstenden Narkoticum beladen, sondern im Apparat und somit wieder im vollkommen geschlossenen System ein durchströmendes Gas, das an sich indifferent (Sauerstoff) oder auch ein Narkoticum sein kann (Stickoxydul), mit dem nun auch gasförmig gewordenen Narkoticum nach seinem Verdunsten vermischt. Während der Sauerstoff nur als Transportmittel dient, vielleicht auch als Korrigens, handelt es sich im zweiten Falle um eine

Kombinationsnarkose, zum Korrigens Sauerstoff tritt nun als Adjuvans, als zweites Narkoticum, das Stickoxydul hinzu. Der Sauerstoffstrom, im zweiten Falle der Sauerstoff-Stickoxydulstrom blasen sozusagen das verdunstende Narkoticum, also etwa Äther oder Chloroform in die Atemwege hinein. Nehmen Sie dazu Überdruck, das heißt, steigern Sie die Einströmungsgeschwindigkeit und Ihren Druck auf entsprechende Höhe, dann werden Sie von der Automatie der Atmung unabhängig, dann können Sie die Zahl und Tiefe der Atemzüge diktieren, gleichgültig, ob der negative Druck in der Pleurahöhle noch vorhanden oder diese im Laufe des Eingriffes in Verbindung mit der Außenwelt getreten ist und sich somit deren Druckverhältnissen angeglichen hat. Daß Sie auf diese Weise auch durch lange Zeitabschnitte künstliche Atmung ausführen können, daß Sie dies vor allem in jedem Augenblick binnen weniger Sekunden ohne jede Störung des Operationsfeldes und seiner Asepsis tun können, sei kurz erwähnt. Die Narkose im ganz oder auch nur teilweise geschlossenem System hat aber noch eine Eigentümlichkeit. Es wird in diesem Falle die Kohlensäure der Ausatmungsluft nicht an die Außenluft abgegeben, sondern es erfolgt in dem innerhalb der Apparatur kreisenden Gasgemisch eine allmählich zunehmende Anreicherung an Kohlensäure mit ihren Vorteilen und Nachteilen, auf die später im Zusammenhang hingewiesen werden soll. Ich wollte hier nur diese Tatsache an sich feststellen.

Daß diese Einblasung eines Narkoticums oder eines Gemenges von Narkoticis auch direkt in die Luftröhre mittels eines in dieselbe eingeführten Katheters durchgeführt werden kann, wie es von MELTZER und AUER geübt wurde, berechtigt heute nicht mehr von dieser Art der Darreichung als einer eigentümlichen zu sprechen und sie als Insufflationsnarkose zu bezeichnen. Sie gehört ebenso wie die KUHNsche Tubage der Geschichte an. Unsere modernen Gasnarkosen, namentlich wenn dabei Überdruck Verwendung findet, sind eigentlich auch Insufflationsnarkosen; denn auch bei diesen atmet der Organismus nicht mehr unter der Leitung seiner eigenen Automatie, sondern er wird geatmet, entweder überhaupt durch Überdruck oder durch bewußt vom Narkotiseur geregelte Kohlensäureanreicherung mit ihrem Effekt auf das Atemzentrum. Die eigentliche Insufflationsnarkose hat heute, da sie keine ersichtlichen Vorteile, wohl aber durch das Verfahren an sich Gefahren bringen kann, nur mehr historische Bedeutung. Sie sollen aber, wenn Sie den Namen hören, wissen, worum es sich handelt. Und schließlich findet diese Einblasung in die Mundhöhle gelegentlich, wo es sich darum handelt, eine Maske zu vermeiden, da dadurch das Operationsfeld zu sehr behindert würde, mit einem Handgebläse statt, wie es sich im JUNKERschen Apparat in einer der nächsten Vorlesungen Ihnen vorstellen wird.

Wesentlich somit für die Inhalationsnarkose ist die Darreichung eines Narkoticums durch die Einatmung; fast noch wesentlicher ist, daß aber auch die Ausscheidung dieses Narkoticums auf demselben Wege erfolgt, daß also die Inhalationsnarkotica auch Exhalationsnarkotica sind. Denn diese beiden Tatsachen bieten die Möglichkeit, nicht nur die Zufuhr von Narkoticum jeden Augenblick unterbrechen zu können, während die Ausscheidung ununterbrochen und rasch weitergeht, sondern diese Ausscheidung auch bei Atemstillstand durch künstliche Atmung fortlaufend zu gewährleisten. Diese Tatsachen ermöglichen weiter die Durchführung der Narkose unter ständiger Leitung und Steuerung, die Narkose kann allen, oft erst während des Eingriffes sich ergebenden Bedürfnissen betreffs Dauer, Ausdehnung und Tiefe angepaßt werden. Die Menge des Narkoticums wird ja nicht auf einmal dem Organismus einverleibt, sondern in kleinen, verzettelten Dosen, in eben solchen Dosen, die nötig sind, die gerade *der* Kranke zu *dem* Eingriff, der ausgeführt werden soll, braucht. Die Inhalationsnarkose setzt keine einmalige, irreversible Handlung, sie ist eine Summe von Einzeldosierungen, und sie wird um so modulationsfähiger sein, wird den Organismus um so weniger belasten, je größer die Menge dieser Einzeldosen ist. Je feiner und zahlreicher die Glieder einer Kette sind, um so schmiegsamer wird sie; es ist bei der Narkose nicht anders.

Die Möglichkeit, dieser Forderung weitgehendst nachzukommen, ist der große Vorteil der Inhalationsnarkose, der ihr ja nicht allein eigentümlich ist, da er ja nicht so sehr oder wenigstens nicht allein von der Art der Darreichung, sondern von der Art des Narkoticums abhängig ist. Und bei eben dieser Überlegung sehen Sie, daß es fast wichtiger ist, daß das Narkoticum ein Exhalations-, denn ein Inhalationsnarkoticum ist. Denn Sie können ein Inhalationsnarkoticum, wie Sie gleich sehen werden, auch auf anderem Wege dem Organismus einverleiben; wichtig aber bleibt, daß es dann durch die Lungen und zwar sofort und andauernd ausgeschieden wird. Ideal wird aber deshalb die Zufuhr durch Einatmung immer bleiben, weil Sie bei dieser Darreichungsart in der Lage sind, Einfuhr und Ausscheidung gegeneinander andauernd abzustimmen und die Resultierende, das ist Narkosetiefe und -dauer genau festzulegen, und zwar nach Ihrem Ermessen; im anderen Falle ist diese Resultierende abhängig von Organfunktionen, die Sie nicht in der Hand haben.

Ich hoffe Ihnen klargemacht zu haben, daß die Inhalationsnarkose deshalb, wenn irgend sonst möglich, immer unter verschiedenen Möglichkeiten den Vorzug verdient und verdienen muß, weil sie am besten zu steuern ist, weil eine kundige Hand sie genau führen kann und Überdosierungen sich bei ihr am besten vermeiden lassen.

Sie hat auch ihre Nachteile: Das Narkoticum kann bei Beginn unangenehme Sensationen auslösen; die Technik der Darreichung ist schwierig oder zumindest schwieriger als bei manchen anderen Verfahren; das Gesicht wird durch die Maske bedeckt, ein Umstand, der Eingriffe an Gesicht und Kopf sehr erschwert; die Wirtschaftlichkeit leidet entweder am hohen Preis des Narkoticums oder der zur Verabreichung nötigen Apparatur oder beider Momente; bei Verwendung voluminöser Apparate wird das Verfahren umständlich, werden räumliche und personelle Anforderungen gestellt, die sich nicht immer befriedigen lassen. Es ergeben sich gegebenenfalls Bedingungen, die der

Forderung nach Einfachheit, Handlichkeit und Billigkeit, nach Überall-anwendbarkeit nicht entsprechen.

Vergessen Sie aber bitte nicht, was wir in der letzten Vorlesung festgelegt haben: Es gibt nur eine Forderung an ein Narkoticum und an ein Schmerzverhütungsverfahren, das keine Kompromisse erlaubt; und das ist die Sicherheit des Kranken. Die Inhalationsverfahren entsprechen gerade dieser Forderung, wie wir gleich bei Besprechung der anderen Darreichungsmöglichkeiten sehen werden, am weitgehend-sten; wir werden sie daher auch bei Anwendung von Kombinations-verfahren immer in den Mittelpunkt unseres Handelns stellen müssen; wir können mancherlei als Grundlage unserer Schmerzbetäubung ver-wenden, die Gipfelnarkose muß aber immer den Inhalationsverfahren vorbehalten bleiben, gleichgültig mit welchem Narkoticum, weil nur diesen jene Anpassungsfähigkeit eigen ist, die wir im Interesse der Sicherheit unserer Kranken verlangen müssen.

Als ein anderer Weg, Narkotica in den Organismus einzuführen, wurde schon ein Jahr nach der Entdeckung der Ätherinhalations-narkose von Pirogoff die Einverleibung einer Ätherlösung in den Mastdarm eingeschlagen. Wir führen ja gar manches Medikament zur Vermeidung von Unannehmlichkeiten a posteriori zu, warum sollte dieser Weg nicht auch für die Narkotica geeignet sein! Und Gwathmey geht heute noch diesen Weg; nur löst er den Äther in Öl und fügt einige Medikamente hinzu. Es handelt sich bei solchem Vorgehen — und das bitte festzuhalten — nur um eine Modifikation der Einverleibung, die einmalige Dosierung tritt an Stelle der vielen kleinen Einzeldosen, aus der fein- und vielgliedrigen Kette wird, um bei unserem Bilde zu bleiben, ein starrer Pfahl, der sich nicht dem Organismus und seinen Bedürfnissen anpaßt, sondern dem sich der Körper fügen muß. Aber durch die Ein-verleibung eines Exhalationsnarkoticums bleibt doch der Vorteil der sofort einsetzenden und ständig durch die Atmung anhaltenden und unterhaltbaren Ausscheidung bestehen. Wird nun aber das Exhalations-narkoticum durch einen anderen chemischen Körper mit wohl narko-tischen Eigenschaften, aber anderen Ausscheidungsbedingungen oder Entgiftungsvorgängen innerhalb des Körpers gesetzt, dann hört auch die automatische Ausscheidung auf, dann haben Sie auch keinerlei Einfluß mehr auf diese Ausscheidung. Bei einmaliger Verabreichung, aber auch bei Verwendung mehrmaliger Einzeldosen nicht exhalierbarer Narkotica wird eine sichere Steuerung der Narkosedauer wie -tiefe nicht erzielt. Der Narkotiseur verschießt sozusagen sein Pulver auf einmal ohne Rücksicht auf erst in der Narkose zutage tretende Individualitäten des betreffenden Kranken, und die Narkose läuft nun steuerlos, un-hemmbar und somit unberechenbar ab. Sie kann sich Ereignissen, wie sie durch den Eingriff an sich bedingt sein können — großer Blutverlust, Herz- und Kreislaufstörungen, Atemstillstände —, nicht anpassen, sie ist starr und muß demnach immer wieder einmal zum Schicksal des so behandelten Kranken werden.

Die rectale Narkose steht und fällt mit der Erkennbarkeit der Resorptionsbereitschaft des in Frage kommenden Organismus. Und zwar handelt es sich dabei keineswegs allein um die Resorptionsbereitschaft für Flüssigkeiten, da die Narkotica unabhängig davon aus der im Mastdarm befindlichen Lösung herausgenommen werden; so haben Untersuchungen der Restflüssigkeit im Mastdarm einen viel geringeren perzentuellen Gehalt an gelöstem Medikament ergeben, als der Ausgangslösung entsprach. Bis heute kann diese Resorptionspotenz nur empirisch beurteilt werden, der Ausbau eines Resorptionstests wäre sehr zu begrüßen; allerdings würde dadurch die Methodik wieder wesentlich kompliziert werden und ein Hauptvorteil verloren gehen.

Die Verhältnisse liegen aber auch deshalb viel komplizierter, weil die eingeführte Lösung vielfach nicht im Mastdarm bleibt und sich schon Mengen unter 400 ccm, wie auch eigene Untersuchungen aufzeigten, über den ganzen Dickdarm verteilen, wodurch die Resorptionsverhältnisse weiter in unfaßbarer Weise abgeändert werden.

Jede Dosierung muß natürlich auf diese Nachteile im Interesse der Sicherheit der so narkotisierten Kranken Rücksicht nehmen. Es darf unter keinen Umständen überdosiert werden, es darf nur jene Dosis einverleibt werden, die, selbst nahezu augenblickliche Resorption und somit ganz steiles Anfluten im Blute vorausgesetzt, keine bedrohlichen Folgen bedingen würde. Dann kommt aber oft keine genügende Narkose zustande. Es müssen Zusatzdosen verabfolgt werden, die das ganze Geschehen noch unklarer gestalten.

Weitere Nachteile sind in Schäden gegeben, die durch Reizwirkung der einverleibten Lösungen in der Darmschleimhaut entstehen können. Ist die Resorption eine verzögerte, so werden diese Lösungen länger als vorausgesehen auf die Schleimhaut einwirken. Verheerend können sich natürlich Zersetzungsprodukte der einzelnen Medikamente auswirken. Werden exhalierbare Medikamente intrarectal verabreicht, so erfolgt unter dem Einfluß der Körperwärme der Übertritt in den gasförmigen Zustand sehr rasch; die Folge ist ein ziemlich hochgradiger Meteorismus, der abgesehen von seiner räumlichen Auswirkung auch zu Dehnungsgeschwüren und Perforationen des Dickdarms geführt hat.

Sie sehen also, daß bei der rectalen Narkose eine ganze Reihe von Gefahren sich ergeben, die gelegentlich auch vom Narkoticum, hauptsächlich aber von der Art der Darreichung abhängig sind. Ihnen stehen aber auch einige Vorteile gegenüber.

Die intrarectale Narkose ist einfach, von einer Hilfsperson ohne besondere Schulung jederzeit und überall ausführbar, ohne besondere Apparatur, ohne nennenswerte Vorbereitungen. Denn die Reinigung des Enddarms ist, wie die Erfahrungen mit der Avertinnarkose gezeigt haben, wohl angezeigt, aber nicht unbedingt nötig. Der Körper wird durch das Verfahren nicht fixiert, Gesicht und Schädel bleiben frei. Der Kranke schläft ohne jegliche Unannehmlichkeit ein, ahnungslos, wenn Sie ihn nicht besonders unterrichten, ohne wesentliches Excitationsstadium. Das sind Vorteile für den Kranken, aber auch für den Arzt, namentlich für den auf sich selber angewiesenen, die nicht übersehen werden sollen und dürfen; sie können gegen alle Nachteile schwer in die Waagschale fallen, nur gegen ein Argument sind sie machtlos, und das ist die Sicherheit für den Kranken. Die Sicherheit darf nicht darunter leiden, daß ein Verfahren angenehm, handlich, einfach und überall anwendbar ist.

Für *Infusion* und *Injektion in die Vene* gelten ganz ähnliche Überlegungen wie die eben bei der rectalen Zufuhr eines Narkoticums dargelegten Gedankengänge. Wird ein Exhalationsnarkoticum in gelöstem Zustande in die Vene einlaufen gelassen, so setzt auch bei dieser Art der Darreichung die Ausscheidung binnen kurzem ein und hält andauernd an. Gegenüber der rectalen Verabreichung wird sich sogar der Vorteil ergeben, daß die Einverleibung der narkotischen Lösung viel langsamer, ja sogar intermittierend, erfolgen kann, daß also doch wieder eine Kette zustande kommt, allerdings eine grobgliederigere als bei der Inhalationsnarkose, die immer die größte Zahl der Einzeldosen aufweisen wird. Die Empfindlichkeit des Venenendothels setzt aber ebenso wie die osmotische Resistenz der roten Blutkörperchen der Konzentration solcher Lösungen gewisse Grenzen; werden diese überschritten, so kommt es zu Thrombose und Hämolyse. Diese erzwungene, niedrige Konzentration der verwendbaren Lösungen zwingt aber zur Einverleibung großer Flüssigkeitsmengen bei längeren Eingriffen, wodurch Herz und Kreislauf übermäßig belastet werden. Werden dagegen nicht exhalierbare Narkotica in die Vene, sei es in größeren Flüssigkeitsmengen durch Infusion, sei es in kleinen, aber wirksameren Dosen durch Injektion eingebracht, so ergeben sich wieder alle jene Nachteile, die schon bei der intrarectalen Narkose angeführt wurden; auch hier das Dosieren en bloc, auch hier die Unmöglichkeit, die Narkose irgendwie zu steuern, in den Ablauf der einmal eingeleiteten Narkose irgendwie eingreifen zu können. Und wenn bei der rectalen Narkose noch eine kleine Möglichkeit bleibt, einmal einverleibtes Narkoticum durch Spülung des Enddarms wieder aus dem Körper herauszubekommen, so ist dies nach der intravenösen Darreichung ausgeschlossen. Der Effekt der intravenösen Narkose ist einzig und allein von der im Augenblick gegebenen Blutkonzentration des Narkoticums abhängig, die wieder nur von der Einlaufsgeschwindigkeit diktiert wird.

Auf einen Fehlschluß möchte ich in diesem Zusammenhange noch hinweisen. Die Verfechter der intravenösen Narkose heben immer die Tatsache hervor, daß eben diese Darreichungsart deshalb vorzuziehen wäre, weil das Narkoticum direkt ins Blut, also mit Ausschaltung anderer Organe, beigebracht würde, wodurch die Wirkung rascher und zielsicherer würde. Dazu ist nun folgendes zu sagen: Entscheidend für die Zeit zwischen Einverleibung und Wirkung ist die Entfernung zwischen Einverleibungs- und Wirkungsort; nun ist aber zweifellos der Weg von der Lunge zum Gehirn kürzer als der von der peripheren Vene; denn letzterer ist eben um jenes Stück länger, das zwischen der Einstichstelle in der Vene und der Lunge liegt.

Die große Gefahr dieses Vorgehens wird aber immer in der örtlichen Thrombose liegen, die sekundär zur Embolie führen kann und besonders dann führen wird, wenn in dem so behandelten Organismus ohnehin schon eine gewisse Thrombosebereitschaft besteht, wie sie jeder Eingriff, der mit Gewebeverletzung einhergeht, unabhängig von der Grundkrankheit an sich schafft. Eine gewisse Umständlichkeit des Verfahrens hat es weiter mit sich gebracht, daß wohl eine ganze Reihe größerer Serien solcher Narkosen bekannt wurden, daß aber der intravenösen Narkose bisher keine allgemeine Bedeutung beigemessen werden kann.

Die Vorteile sollen nicht übersehen werden: das Gesicht, der Kopf und Hals bleiben frei; bei der Verwendung größerer Lösungsmengen wird eine gewisse analeptische Wirkung erzielt; bei der konzentrierten Injektion ist die Durchführung meist eine sehr einfache, für Narkotiseur wie Kranken angenehme und rasche. Dann tritt auch die Gefahr der Thromboembolie, wenn auch nicht völlig, in den Hintergrund, wofür jedoch wieder die Steuerlosigkeit der Narkose mit allen ihren Nachteilen eingetauscht wird.

Alles nun schon ausführlich Dargelegte gilt auch für die noch restlichen drei Einverleibungsmöglichkeiten: die *intramuskuläre Narkose* wurde mit Äther ausgeführt, verursachte reichlich schmerzhafte Infiltrate und gehört ebenso der Geschichte an wie die mit demselben Pharmakon durchgeführte *intraperitoneale Narkose*. Aber auch der *subcutanen Allgemeinbetäubung* haften dieselben Fehler an. Was drinnen ist, ist drinnen; Sie können keinen Kubikmillimeter mehr davon zurückholen; Sie sind der Resorptionsbereitschaft des betreffenden Organismus wehrlos ausgeliefert, besser gesagt, der so behandelten Kranken; von einer individualisierenden Dosierung keine Spur! Bei rascher Resorption werden Sie Unglücksfälle erleben, da es zu so hohen Augenblickskonzentrationen im Blute kommt, daß Atem- und Kreislaufzentrum gelähmt werden. Wird das Medikament aus dem Unterhautzellgewebe nur langsam aufgesaugt, dann kommt es überhaupt zu keiner einen Eingriff ermöglichenden Narkose, sondern nur zu einem übermäßig langen, für den Kranken keinesfalls nützlichen Schlafzustand.

Die Methodik freilich ist denkbarst einfach; ein kleiner Stich in die Brust- oder Bauchhaut, niemals an Vorderarm oder Außenseite des Oberschenkels, weil dort die Haut der Fascie fest anliegt und die Einspritzung daher schmerzhaft empfunden wird — und alles ist getan. Vergessen Sie aber nicht, daß Sie nun als „Narkotiseur" zur vollständigen Untätigkeit verurteilt sind; es bleibt Ihnen nichts übrig, als machtlos zuzusehen, wie sich die Dinge weiterentwickeln; abändern können Sie den Verlauf der Narkose in keiner Weise. Ein Aderlaß und Analeptica, Lobelin und Kohlensäure sind Ihre letzten, nur allzu oft vergeblichen Hilfsmittel. Sie können nur symptomatisch helfen, nicht aber ursächlich eingreifen; was eine solche Tatsache für die Sicherheit des Kranken bedeutet, brauche ich Ihnen nicht näher auszuführen. Und die Sicherheit ist nun einmal das Alpha und das Omega jeder verantwortungsbewußten Überlegung zur Wahl eines Schmerzverhütungsverfahrens. Sie ist das Dogma jeder Schmerzverhütung.

Dritte Vorlesung.

Theorie und Ablauf der Allgemeinbetäubung; die üblen Zufälle und Folgen der Allgemeinbetäubung; ihre Verhütung und Abwehr.

Einige kurze Worte zur Theorie der Narkose. Nach MEYER und OVERTON kommt die Narkose dadurch zustande, daß die auf irgendeine Weise in den Körper gebrachten Narkotica an die Lipoide der Ganglienzelle gebunden werden und diese Bindung zur Lähmung der Ganglienzelle führt. Nur Stoffen, die eine solche Lipoidlöslichkeit besitzen, ist eine narkotische Wirkung eigen; und ihr narkotischer Effekt ist dieser Lipoidlöslichkeit direkt proportional. Einigkeit herrscht auch darüber, daß diese eben angedeuteten Vorgänge physikalisch-chemischer Natur sind, da ja nur so ihre vollkommene Reversibilität zu erklären ist; unklar ist, wo und wie sich diese Umsetzungen an oder innerhalb der Zelle abspielen. Tatsache ist weiter, daß die verschiedenen Ganglienzellen eine verschiedene Empfindlichkeit gegenüber allen Narkoticis besitzen, daß zuerst die sensiblen, erst später die motorischen und ganz zuletzt die vegetativen Zentren betäubt oder besser gesagt gelähmt werden. Darauf gründet sich ja überhaupt die Durchführbarkeit einer Narkose, da bei gleicher Anfälligkeit gegenüber dem Narkoticum mit dem Eintritt der Schmerzlosigkeit auch schon Atem- und Kreislauflähmung einsetzen würde. Jede Narkose ist eine Allgemeinvergiftung — das müssen Sie immer bedenken; Ihre Sorge muß es sein, diese Vergiftung ebensoweit gedeihen zu lassen, daß sie ihren Zweck der Allgemeinbetäubung erfüllt, ohne den so vergifteten Organismus vorübergehend und dauernd zu schädigen. Die Spanne zwischen der dosis therapeutica und der dosis toxica wird als Narkosebreite bezeichnet und ist bei den verschiedenen Narkoticis verschieden. Sie werden unter sonst gleichen Bedingungen im Interesse der Sicherheit Ihrer Kranken immer das Pharmakon mit der größten Narkosebreite wählen.

Im Ablauf jeder Allgemeinbetäubung sind vier oder fünf Abschnitte festzustellen: das Stadium der Schmerzunempfindlichkeit, der Erregung, der tiefen Narkose, der lebensbedrohlichen Allgemeinlähmung und des Erwachens. Entsprechend der eben festgestellten verschiedenen Empfindlichkeit der einzelnen Zentren werden diese der Reihe nach ausgeschaltet. Zuerst schwindet die Schmerzempfindlichkeit, wobei das Bewußtsein noch erhalten ist; diese Tatsache ermöglicht die Rauschnarkose, in der kurze Eingriffe ausgeführt werden können. Sie können sich dabei mit Ihren Kranken unterhalten, sollen es sogar, um ihre Aufmerksamkeit abzulenken. Dann schwindet das Bewußtsein, damit auch jegliche Hemmung von seiten des Großhirns, während die motorische Region noch keineswegs gelähmt ist; die Folge davon sind unkoordinierte Bewegungen, Schreien, Schweißausbruch, Puls- und Blutdruckanstieg, Rötung der Haut, gelegentlich auch tetanische Zuckungen der Muskulatur. Vertiefen Sie weiter die Narkose, dann kommt der Kranke ins Toleranzstadium; er liegt regungslos am Tisch, die Atmung ist regelmäßig mitteltief, die Pulszahl fällt wieder zur Norm, der Blutdruck senkt sich etwas, wenn er nicht durch die Art des jeweils verwendeten Narkoticums besonders beeinflußt wird. Es fehlt auch jede Abwehr von seiten des Kranken, die Muskulatur ist erschlafft und bleibt es auch dann, wenn schmerzhafte Handlungen im selben Bereiche ausgeführt werden. Führen Sie nun noch weiter Narkoticum zu, dann wird die Atmung oberflächlicher, später auch seltener, der Blutdruck sinkt, der Puls wird schneller und kleiner, der Turgor des Gesichts nimmt ab, die Atmung, und bald darauf — oder auch in umgekehrter Reihenfolge — das Herz, stehen still, die Pupillen werden weit, der Augeninnendruck sinkt, das Leben ist erloschen; und bleibt es auch, wenn nicht im letzten Augenblick noch entsprechende Maßnahmen den Tod verhindern oder den schon Toten wieder zum Leben zurückbringen.

Mit Abklingen der Narkose tritt der Kranke in das Stadium des Erwachens ein; nun stellt sich in umgekehrter Reihenfolge die Funktion der Zentren wieder ein; das geordnete Bewußtsein kehrt auch jetzt wieder vor der vollen Schmerzempfindlichkeit zurück. Aber auch ein Erregungsstadium mit Erbrechen, motorischer Unruhe, starker psychischer Reaktion in heiterer oder trauriger Gemütslage wird durchlaufen. Die Zeit bis zum völligen Erwachen hängt von der Raschheit der Reversibilität der Narkose ab, die bei den verschiedenen Narkoticis eine unterschiedliche ist.

Ich habe Ihnen im Zusammenhang mit den verschiedenen Abschnitten der Allgemeinbetäubung absichtlich nichts über das Verhalten der Pupillen gesagt, mit Ausnahme der Feststellung, daß die weite, reaktionslose Pupille unmittelbar dem Tode vorausgeht. Dies geschieht im bewußten Gegensatze zu den Lehrbüchern, weil Sie später im praktischen Narkoseleben vergeblich auf diese gesetzmäßigen Pupillenveränderungen warten werden. Sie sind überhaupt ganz rein nur bei der Chloroformnarkose zu beobachten, schon bei der Äthernarkose sind sie keineswegs gesetzmäßig, noch viel weniger bei den Gasnarkosen. Wenn Sie weiter bedenken, daß die Kranken zur Vorbereitung für die Äthernarkose regelmäßig, aber auch meist für die Gasnarkose, weil Sie ja von vornherein die Notwendigkeit einer Ätherzusatzgabe nicht ausschließen können, Morphium und Atropin erhalten, die als Antagonisten den Sphincter iridis in einer Gleichgewichtslage ruhigstellen, dann werden Sie die Ungültigkeit der alten, von der Chloroformnarkose bis heute mitgeschleppten Pupillenregeln begreifen. Und es ist deshalb meine Pflicht, Sie darauf zu verweisen, weil Sie in der Führung der Narkose unsicher werden, wenn Sie Gesetze beobachten wollen, die keine sind, wenn Sie Ihr Tun auf Beobachtungen aufbauen wollen, die gar nicht eintreten können. Die weite reaktionslose Pupille wird immer höchste Gefahr bedeuten; wenn Sie aber Atmung, Puls, Blutdruck und Aussehen der Kranken beobachten, dann wird es hoffentlich niemals soweit kommen; es ist jedenfalls keineswegs nötig, erst durch die weite, reaktionslose Pupille auf die drohende Lebensgefahr aufmerksam gemacht werden zu müssen; es ist dann auch oft schon zu spät zu wirksamen Abwehrmaßnahmen.

Bei aller Vorsicht und selbst bei genauer Kenntnis von Methodik und Technik können sich aber im Verlauf der Allgemeinbetäubung immer

2*

wieder *üble Zufälle* ereignen, da Sie ja nicht denselben Organismus
immer wieder zu narkotisieren haben, sondern jeder Körper bei jeder
Erkrankung eben wieder anders auf das gebotene Gift ansprechen kann.
Diese üblen Zufälle sind in der überwiegenden Mehrzahl ganz typische,
die sich immer wieder in gleicher Weise und aus gleichen Ursachen
ereignen, die aber eben im Einzelfalle verschiedenen Ursachen ihr Entstehen verdanken können. Stellen Sie zuerst immer die Ursache fest
und dann gehen Sie in Ruhe, aber zielsicher, daran, diese Ursache zu
beheben. Eine rein symptomatische Behandlung dieser üblen Zufälle
ist unzulässig, nur kausales Handeln wird Ihren Kranken helfen. Und
Sie müssen rasch und sicher in diesen Augenblicken helfen, da wirklich
oft an Augenblicken das Leben Ihrer Kranken hängt.

In erster Linie seien die *Störungen der Atmung* genannt; sie kommen
in allen Stadien der Narkose vor, wobei ihnen allerdings in den verschiedenen Abschnitten der Allgemeinbetäubung verschiedene Gefahren anhaften.

Im Erregungsstadium kann es sich nur um *mechanische*, somit
periphere Atemstörungen handeln; die Ursachen hierfür sind mannig-
faltiger Art. Die Atmung sistiert deshalb, weil der Kranke noch so wach
ist, daß er als Abwehr gegen den Reiz des Narkoticums auf die Schleimhaut der Atemwege die Atmung unterbricht. Auch im weiteren Verlauf
der Narkose kann es zu vorübergehenden Atemstillständen dadurch
kommen, daß die Atmung den Charakter der Preßatmung annimmt;
es krampft nicht nur die Extremitätenmuskulatur, sondern auch das
Zwerchfell und die Atemhilfsmuskeln. Sie werden, wenn Sie dieser
Ursache sicher sind, ruhig weiter narkotisieren, vielleicht für ganz kurze
Zeit die Maske etwas lüften, um die Konzentration des Narkoticums
unter der Maske herabzusetzen; Sie müssen es, wenn Sie zweifellos
überdosiert haben, was sich namentlich in Reizhusten von seiten des
Kranken auswirkt. Aber auch Fremdkörper, wie ich Sie Ihnen schon
in der letzten Vorlesung aufgezählt habe, Erbrochenes, Schleim und
Speichel, Blut und Sekret bei Mund-, Kieferoperationen, bei Eingriffen
an der Lunge können aspiriert werden und so mechanisch die Luftwege
an irgendeiner Stelle verlegen. Der Kranke wird blau, macht krampf-
hafte Atembewegungen, die Atemhilfsmuskulatur an Hals und Brust
wird kräftigst betätigt — alles umsonst, weil der Weg gesperrt ist. Er
muß daher frei gemacht werden, und zwar rasch; ein rascher Griff stellt
zuerst noch fest, daß nicht etwa Ansaugen der Lippen, der Nasenflügel
die Asphyxie bedingt, daß auch das Zurücksinken des Unterkiefers
nicht daran schuld ist; dann geht der Finger oder die Tupferzange in
den Rachen, gleichzeitig auch der Aspirator der Wasserstrahlpumpe,
und in vielen Fällen werden Sie damit zum Ziel kommen. Wenn nicht,
wenn die Ursache der Asphyxie sicher peripherer Natur ist — und da
wird die Beobachtung der Atemhilfsmuskulatur oft ein verläßlicher
Ratgeber sein —, dann müssen Sie tracheotomieren, um das unter dem
Kehlkopf sitzende, von oben nicht mehr erreichbare Hindernis zu beseitigen und die Atemwege wieder frei zu machen; die Kornzange geht
bis an das Hindernis heran und entfernt es; gelingt dies nicht rasch,

dann ist es noch immer besser, Sie stoßen den Fremdkörper in einen
Bronchus, aus dem er später von geübter Hand entfernt werden kann,
als der Kranke erstickt; denn viel Zeit haben Sie nun nicht mehr zu
verlieren. Das Zurücksinken des Zungengrundes werden Sie mit dem
Handgriff nach HEIBERG durch Vordrücken beider Unterkieferwinkel
nach vorne und oben erzielen; daß er vorgeschoben bleibt, dafür muß
Ihr dauernder Druck sorgen, der in tiefer Narkose sehr leicht sein kann.
Manchmal gelingt es auch, den Unterkiefer an den Zähnen des Ober-
kiefers zu suspendieren. Gelingt Ihnen der HEIBERGsche Handgriff
nicht, weil die Narkose noch nicht tief genug ist, dann muß der sach-
gemäß eingeführte HEISTERsche Mundsperrer den Mund öffnen, die
Zungenzange wird an der Unterfläche der Zungenspitze in querer Richtung eingehackt und die Zunge vorgezogen. Der Tubus nach MAYO
kann sie auch nach Entfernung der Zange in dieser Lage erhalten.
Der Kopf ist dabei maximal rekliniert, wenn er es nicht schon
vorher war.

Anders ist das klinische Bild und auch Ihr Handeln bei der *zentralen,
toxischen Atemlähmung.* Hier kommt es zum Atemstillstand, weil das
Atemzentrum keine Impulse an die Peripherie mehr auszusenden im-
stande ist, da es auch bereits narkotisiert wurde. Sie ist immer die Folge
einer Überdosierung bzw. bei der Gasnarkose einer Erschöpfung infolge
zu langen Sauerstoffmangels. In diesem Falle sehen Sie keine Kontrak-
tion der Atemhilfsmuskulatur. Dies enthebt Sie aber nicht der Pflicht,
sich von der Freiheit der Atemwege zu überzeugen, weil ja einmal beide
Typen der Atemstörung gleichzeitig gegeben sein können. Narkoticum
weg, also auch Maske weg, künstliche Atmung mit Apparat und
Überdruck oder nach SILVESTER sind die Forderungen der nächsten
Sekunde. Dabei werden Sie zuerst Sauerstoff zuführen, aber auch
etwas Kohlensäure beimengen, um das ermüdete Atemzentrum anzu-
spornen. In regelmäßigen Zeitabständen ausgeführte Zungentraktionen
nach LABORDE werden sich auch Ihnen gelegentlich bewähren. Auch
Hautreize unterstützen Ihr Tun. Und diese künstliche Atmung muß
solange fortgesetzt werden, bis der Kranke wieder selber ausgiebig
genug atmet oder wenigstens eine halbe Stunde über den eingetre-
tenen Herzstillstand hinaus.

Waren diese Kranken blau, stand die Cyanose im Vordergrund des
Krankheitsbildes, so sind diejenigen allgemein betäubten Kranken, die
Störungen der Herztätigkeit ausweisen, blaß und um so blässer, je schwerer
die Kreislaufstörung ist, je mehr der zentrale Motor versagt. Wir werden
von der berüchtigten Chloroformsynkope zu sprechen haben, wo gleich
zu Beginn der Narkose reflektorisch ein Herzstillstand eintritt, während
die Atmung wenigstens für kurze Zeit noch unverändert weitergeht.
In der tiefen Narkose ist die Kreislaufstörung und auch der schließliche
Herzstillstand zentral bedingt. Es wurde eben in diesem Falle das Vaso-
motoren- und Vaguszentrum narkotisiert, ebenso wie bei der zentralen
Atemstörung das Atemzentrum in die Allgemeinbetäubung einbezogen
wurde. Was haben Sie nun bei diesem so bedrohlichem Geschehen zu tun?
Auch hier keine weitere Zufuhr von Narkoticum, künstliche Atmung, um

das Zuviel des Narkoticums, wenn es sich um ein Exhalationsnarkoticum handelt — Sie erinnern sich an meine diesbezüglichen Ausführungen im letzten Kolleg —, möglichst rasch aus dem Körper wieder zu entfernen. Rhythmische Kompression des Brustkorbes — nun etwa 120 mal in der Minute im Gegensatz zur künstlichen Atmung, wo Sie 16—18 Bewegungen in der Minute ausführen sollen — wird, wenn sie nicht bald von Erfolg begleitet ist, von direkter Herzmassage abgelöst werden müssen, die entweder durch den eröffneten Thorax oder bei offener Bauchhöhle transdiaphragmal durchgeführt werden soll. Nach 10 Minuten dauerndem Herzstillstand ist kein Dauererfolg mehr bekannt geworden. Unter 64 gesammelten Fällen konnten 13 gerettet werden, wobei sich das transdiaphragmale Vorgehen besser bewährte. Es nützt nichts, wenn Sie bei bestehendem Herzstillstande intravenös Hexeton, Koramin, Kardiazol, Ephetonin usw. spritzen; alle diese Medikamente treten ebenso wie eine Normosalinfusion erst dann in ihre Rechte, wenn die Zirkulation wieder in Gang gebracht ist. Beim Herzstillstande können Sie nur ins Herz direkt mit einiger Aussicht auf Erfolg injizieren. Nehmen Sie einen Kubikzentimeter einer $1^0/_{00}$ igen Adrenalinlösung, gehen Sie im 4. Intercostalraum mit einer wenigstens 8—10 cm langen Nadel 7 cm tief ein und vergessen Sie nicht, daß es eine Art. mammaria int. gibt, die Sie nicht verletzen sollen. Ob Sie in das Herzfleisch oder in die Herzkammer spritzen, ist ziemlich gleichgültig; Sie sollen deshalb nicht lange mit Aspirationsversuchen Zeit verlieren. Auch mit diesem Vorgehen wurde schon manch Toter ins Leben zurückgerufen. Auch beim Herzstillstand können Sie die Anwendung von Hautreizen in Erwägung ziehen; ein mit kaltem Wasser getränktes Handtuch klatscht rhythmisch an die Brustwand der Herzgegend.

Das *Erbrechen während und nach der Narkose* tritt bei den verschiedenen Narkoticis, aber auch bei den verschiedenen Darreichungsarten in sehr unterschiedlicher Häufigkeit auf. Es ist darin begründet, daß der Magen bei Einleiten der Allgemeinbetäubung entweder nicht leer ist oder daß im Verlauf der Narkose durch den Reiz verschluckter oder auf der Magenschleimhaut ausgeschiedener Narkotica im Magen angesammeltes Sekret entleert wird. Das beste Mittel, solches unliebsame Geschehen zu vermeiden, liegt in der Vorbeugung. Der Magen muß zu Beginn der Narkose leer sein oder entleert werden. Eine ˏpraeoperative Atropingabe unterdrückt sowohl die Speichel- als auch die Magensaftsekretion und stellt überdies den Magen auch motorisch ruhig; ein Nautisanstuhlzäpfchen wird auch das Brechzentrum beruhigen. Möglichst geringe Mengen von Narkoticum werden auch die Neigung zum Erbrechen am besten einschränken, möglichst geringer Überdruck für nur kurze Zeit wird übermäßiges Luft- und Gasschlucken verhindern. Kommt es aber zum Erbrechen, dann muß die Narkose unterbrochen werden, der Kranke soll tunlichst erwachen, der Kopf wird sofort in linke Seitenlage gebracht, um eine Aspiration zu verhindern. Fordern Sie den Kranken auf, kräftig auszuhusten, damit schon etwa aspirierter Mageninhalt doch noch nach außen befördert wird und nicht die sonst unaufhaltbare Lungengangrän nach sich zieht. Erst wenn Sie sicher sind, daß kein Fremdkörper mehr in den Luftwegen vorhanden ist, setzen Sie die unterbrochene Narkose wieder fort.

In der Mehrzahl der Fälle bedeutet das postoperative und somit postnarkotische Erbrechen nur eine unangenehme Beigabe für den Kranken. Anders liegt die Sache, wenn eine *postnarkotische Magenlähmung* einsetzt, womit wir zur Besprechung der Schäden im Gefolge der Allgemeinbetäubung übergehen. Sie ist gekennzeichnet durch Tonusverlust und vollkommene Parese des Magens bei starker Sekretionsneigung. Diese Kranken erbrechen, wiewohl sie nichts zu sich nehmen; und wenn dieser Zustand durch Tage anhält — solche Beobachtungen liegen namentlich aus früherer Zeit recht reichlich vor, auch nach magenfernen Eingriffen; ich sah selbst ein solches unstillbares, postnarkotisches Erbrechen nach einer Nephrektomie bei gut funktionierender Restniere —, dann wird der Flüssigkeitsverlust für den Kranken bedrohlich, dann kommt es zur sogenannten Magentetanie. Durch häufige Magenspülungen können Sie das gelähmte Organ entlasten, durch die Knie-Ellenbogenlagerung nach SCHNITZLER bessere Abflußbedingungen schaffen; rectale Zufuhr von Flüssigkeit wird der Wasserverarmung entgegenarbeiten, Zuckerzusatz bei gleichzeitiger Insulingabe die Azidose bekämpfen. Operative Eingriffe am Magen sind im allgemeinen zwecklos; machen Sie keinesfalls eine Gastrojejunostomie, weil sie sicher nicht die gewünschte Dränage des paretischen Magens besorgen wird, sondern legen Sie höchstens eine Gastrostomie an, an die Sie eine Heberdränage anschließen; sie wird in diesem Falle keine Ernährungs-, sondern eine Entleerungsfistel sein.

Es ist eine äußerst unangenehme Situation, wenn ein vormittags Operierter Sie bei der Nachmittagsvisite aufmerksam macht, daß er einen seiner Arme nur schlecht oder gar nicht bewegen kann, während das Gefühl in der betroffenen Extremität viel weniger gelitten hat. Sie haben es dann mit einer *Narkoselähmung* zu tun. Am meisten betroffen sind, wie ich Ihnen schon bei Erörterung der Vorbereitung zur Allgemeinbetäubung ausgeführt habe, die NN. radiales, ulnares, peronaei, aber auch ischiadici und femorales bei extremer Steinschnittlage. Durch Druck auf den Plexus brachialis zwischen Schlüsselbein und erster Rippe, aber auch zwischen den Querfortsätzen der Halswirbelsäule und Schlüsselbein kann er zur Gänze oder teilweise betroffen sein, so daß Sie auch mit kombinierten Plexuslähmungen rechnen können. Fast immer ist der motorische Ausfall bedeutender als der sensible. Solche Schäden können sehr langwierig sein, sich trotz gleich zu besprechender Behandlung über Jahre erstrecken. Seien Sie deshalb mit der Prognosenstellung Ihren Kranken gegenüber vorsichtig, so unangenehm es für Sie auch sein mag. Sie erwecken wenigstens, wenn Sie offen sind, keine falschen Hoffnungen. Im allgemeinen ist die Prognose nicht ungünstig. Prophylaxe ist auch hier die beste Behandlung. Ist das Unglück eingetreten, dann faradisieren Sie die geschädigten Nerven, beugen Sie durch Massage und Bewegungstherapie, namentlich auch durch Widerstandsübungen, mögen sie auch immer und immer wieder vergeblich unternommen werden, Muskelatrophien und Gelenkkontrakturen vor und unterstützen

Sie diese medikomechanische Behandlung durch Reizkörpertherapie mit Vaccineurin, das Sie intramuskulär in steigender Konzentration entsprechend den Originalampullen jeden zweiten Tag verabreichen.

Die *postnarkotischen Lungenkomplikationen* haben nur in sehr beschränktem Ausmaße mit der Narkose an sich etwas zu tun. Die Aspiration infektiösen Inhalts der Mundhöhle ist noch eine sichere Narkosefolge, die Reizung der Schleimhäute der Luftwege hat nur mehr in einzelnen Formen der Allgemeinbetäubung eine mögliche Ursache; die Pneumonie auf Grund eines Infarktes mit embolischem Material, auf Basis eines Durchwanderungsinfektes, bedingt durch Hypostase infolge Schmerzhaftigkeit der Atmung nach dem Oberbauchschnitt, hervorgerufen durch Kreislaufschwäche und sekundäre Lungenanschoppung bzw. Lungenkollaps — alle diese Formen der postoperativen Lungenkomplikationen haben mit der Art der Schmerzverhütung gar nichts zu tun. Beweis dafür ist die schon aus der v. MIKULICZschen Klinik belegte und immer wieder aufs neue, auch von DENK aus unserer Klinik nachgewiesene Tatsache, daß der Oberbauchschnitt in örtlicher Betäubung von nicht weniger Lungenkomplikationen gefolgt ist. Vermeiden Sie jegliche Aspiration, operieren Sie zart und doch rasch, lassen Sie vor allem keine Infektionsquelle im Bauche zurück — und Sie werden weniger postoperative Pneumonien bei Ihren Kranken sehen. Einschränkung der Äthermenge und Sorge für körperwarme Atemluft sowie Kreislaufstützung werden ein übriges tun. Die hypostatische Pneumonie werden Sie aber vor allem durch die sofort nach Beendigung des Eingriffes einsetzende und in regelmäßigen Abständen am Operationstag und den nächsten Tagen wiederholte Zwangsdurchlüftung der Lunge, auch ihrer untersten Abschnitte durch Beimengung von Kohlensäure zur Atemluft Ihrer Kranken mit fast völliger Sicherheit bekämpfen. Diese Kohlensäurezwangsatmung wird am besten so ausgeführt, daß ein Gummibeutel mit Kohlensäure gefüllt, ein auskochbarer Katheter angeschlossen und dieser nun alle Stunden in den Mund des Kranken so lange eingeführt wird, bis etwa 10 tiefe Atemzüge erfolgen. Längere Applikation kann die postoperative Krampfbereitschaft, namentlich bei Kindern, nicht unbedeutend erhöhen.

Postoperative Thrombosen können durch die Narkose zahlenmäßig insofern eine Steigerung erfahren, als entweder das Narkoticum intravenös verabreicht oder mit verkleinertem Kreislauf eine Maßnahme, die wir gleich besprechen wollen, narkotisiert wurde.

Ebenso können durch die Einbringung des Narkoticums in den Enddarm *postoperative Darmstörungen* im Sinne einer leichteren oder auch schwereren Colitis bedingt sein. Desgleichen kann sich die schon besprochene Magenlähmung auch auf den Darm ausdehnen und zu einer Darmparalyse führen.

Und schließlich müssen *Abscesse,* wie sie einmal *an der Injektionsstelle* auftreten können, an der Medikamente zur Unterstützung oder Durchführung der Allgemeinbetäubung eingespritzt wurden, zu den postnarkotischen Schäden gezählt und hier angeführt werden.

Aber auch der Gesamtorganismus als solcher leidet durch jede

Allgemeinbetäubung Schaden. So kommt es regelmäßig zu einer Übersäuerung des Organismus; daran ist allerdings auch wieder nicht nur die Narkose, sondern vor allem auch der im Gefolge eines jeden Eingriffes sich einstellende Zellzerfall schuld. Es sei aber festgehalten, daß auch die Narkose an sich ohne gleichzeitigen Eingriff zur Azidose führt, was sich nicht selten in einer meist rasch vorübergehenden Azetonurie äußert. Beim Diabetiker steigt dadurch die Gefahr der Allgemeinbetäubung bedeutend an; es kann ein akutes Koma ausgelöst werden. Reichliche Kohlehydratzufuhr, am besten als rectales Tropfklysma mit einer 5%-Traubenzuckerlösung nach dem Eingriff, mit gleichzeitiger Insulinmedikation wird den gestörten Wasserstoffionenstoffwechsel am raschesten wieder ausgleichen. Umgekehrt kann eine im Laufe der Narkose durch längere Zeit statthabende Hyperventilation zu einer Säureverarmung, zur Hypokapnie führen, da zuviel Kohlensäure vom Organismus abgegeben wird; oberflächliche Atmung, Lungenkomplikationen und Kreislaufstörungen können die Folge sein. Auch in diesem Falle wird sich die postoperative Darreichung von Kohlensäure bestens bewähren. Sie müssen ferner toxische Schädigungen der Leber, der Niere, des Pankreas, aber auch der roten Blutkörperchen feststellen — Schäden, die bei den einzelnen Schmerzbetäubungsmitteln sehr in ihrer Wertigkeit variieren, so daß sie besser bei Besprechung der einzelnen Schmerzverhütungsverfahren zu erörtern sein werden.

Sie können nun alle diese aufgezählten üblen Zufälle und üblen Folgen der Allgemeinbetäubung an Zahl und Stärke einschränken und haben dazu vor allem zwei Möglichkeiten.

Die erste ist in möglichster Sparsamkeit mit dem Narkoticum gegeben. Nicht der ist der beste Narkotiseur, dessen Kranke sich während des Eingriffes auch nicht ein wenig rühren und keinen Laut von sich geben, sondern derjenige, der die Durchführbarkeit des ganzen Eingriffes mit einem Minimum von Narkoticum erreicht. Erstes Ziel muß immer die Erfassung der individuellen Narkosemenge sein; Mitgehen mit den einzelnen Operationsphasen, ihnen Zuvorkommen mit der hierzu nötigen Nakosetiefe spart viel an Narkoticum ein. Am meisten verbraucht man immer, wenn man rasch eine ungenügende Narkose vertiefen muß. Wer langsam und gleichmäßig tropft, wird weniger brauchen, als wer hie und da gießt. Der Übergang von großen Einzeldosen zu vielen, kleinen Dosen läßt auch an Narkoticum sparen. Mit geringen Mengen können Sie weiter gute Narkosen mittels der verschiedenen Apparate machen, die bei den einzelnen Verfahren zu besprechen sein werden. Mit verhältnismäßig kleinen Quantitäten kommen Sie auch dann aus, wenn Sie am verkleinerten Kreislauf narkotisieren, wobei mit Abschluß der Narkose die Giftwirkung des Narkoticums rasch ausgeglichen werden kann. Das Verfahren beruht auf der Beobachtung, daß ausgeblutete Kranke besonders leicht zu narkotisieren sind. Durch einfache Abstauung an beiden Beinen lassen sich 1300—1500 ccm Blut aus der Zirkulation ausschalten; wieder in den Kreislauf einbezogen, setzen sie die Blutkonzentration des Narkoticums rasch herab. Eine Gegenanzeige bilden vorhandene Krampfadern. Aber auch sonst sollen gelegentlich Thrombosen in den abgestauten Gliedern beobachtet worden sein, wohl der Grund, warum sich das Verfahren nicht allgemein durchgesetzt hat. Ich besitze auch keine eigenen Erfahrungen darüber.

Ein zweiter Weg zur Vermeidung der Schäden des einzelnen Narkoticums ist die gleichzeitige Verwendung verschiedener Narkotica mit verschiedenen Angriffspunkten, somit auch verschiedenen Schadenwirkungen, wobei sich die einzelnen Narkotica gegenseitig ergänzen und daher eine so niedrige Einzeldosierung erlauben, daß jedes Einzelpharmakon unter einer Dosis verabreicht werden kann, die Schaden verursachen könnte. Gelegentlich wird sich dabei nicht nur eine rein additive, sondern eine hyperadditive Wirkung, eine Potenzierung nach BÜRGI ergeben. Sie tritt aber in den Hintergrund gegenüber der so möglichen Herabsetzung des Gesamtschadens für den Organismus. Ich habe Ihnen mit dieser Darlegung der Kombinationsnarkose, die aus der alten Mischnarkose hervorging — kein geringerer als BILLROTH hat ja diesen Weg als erster mit seiner Mischung betreten —, gleichzeitig die Linie aufgezeigt, auf der sich alle weitere Vervollkommnung der Schmerzverhütungsverfahren bewegt und bewegen wird müssen.

Ziel und Zweck aller dieser Bemühungen ist wieder das Einsparen an Narkoticum, die Herabsetzung der durch die Narkose bedingten und verursachten üblen Zufälle und üblen Folgen, die Erhöhung der Sicherheit unserer Kranken.

Vierte Vorlesung.

Die Äthernarkose.

Zur Ausführung einer Äthernarkose benötigen Sie Äthyläther; Sie verschreiben daher:

Rp.

        Aether. purissimi pro narcosi
        (Hoechst oder Merck)   100,0
        Da in lag. orig.

Äthyläther ist eine klare, farblose, leicht bewegliche Flüssigkeit, der rasch infolge seines niedrigen Siedepunktes verdunstet, wodurch eine erhebliche Verdunstungskälte entsteht. Dadurch wird auch die mit Ätherdämpfen beladene Einatmungsluft stark abgekühlt. Äther ist leicht entzündbar und daher sehr feuergefährlich; offene Flammen, Thermo- oder Elektrokauter sind daher bei Äthernarkose nur mit äußerster Vorsicht zu verwenden. Daß nicht häufiger Unglücksfälle vorkommen, hat seine Ursache darin, daß die Ätherdämpfe schwerer als die Luft sind und daher nach unten abfließen. Explosionen wurden aber beobachtet bei in Äthernarkose vorgenommenen Röntgenaufnahmen, wenn der Induktor im gleichen Raum untergebracht war, oder sogar in einem Falle durch reine Hitzewirkung, als einem mit Äther narkotisierten Kranken eine elektrische Glühlampe knapp vor den Kopf gebracht wurde. Ich habe Ihnen darüber deshalb etwas ausführlicher berichtet, weil Sie auch diesbezüglich mit Rücksicht auf die

Sicherheit Ihrer Kranken größte Sorgfalt aufwenden sollen, um Fehler zu vermeiden.

Verunreinigungen und Zersetzungen sind möglich; erstere können vom Fabrikationsprozeß herrühren; Sie werden sich am besten davor schützen, wenn Sie nur von zuverlässigen Herstellungsfirmen Ihren Äther beziehen. Verwenden Sie weiter nur kleine Flaschen, die über dem Ätherspiegel keinen nennenswerten Luftraum haben, wählen Sie diese Flaschen aus dunklem Glas, wenn Sie schon aus Gründen der Ökonomie große Originalpackungen beziehen, und bewahren Sie diese kleinen Flaschen an einem kühlen, dunklen Ort, am besten in einem Eisschrank auf. Gelegentliche Proben auf Zersetzung — bei Zusatz von Kaliumhydroxyd darf innerhalb 3 Stunden keine Färbung auftreten, auch dann nicht, wenn Sie einzelne Tropfen auf reinweißes Filtrierpapier bringen — sind namentlich dann angezeigt, wenn der nun zu verwendende Äther schon länger als eine Woche offen steht.

Sie können nun die Äthernarkose in ganz verschiedener Weise ausführen. Ich möchte Ihnen einmal die Verabreichung mit der offenen Maske schildern. Die Äthernarkose ist in diesem Falle eine *Tropfnarkose*, was nicht oft genug und immer wieder betont werden kann. Sie haben gehört, daß Sie sich mit der Narkose einschleichen, daß Sie zu hohe Ätherkonzentrationen unter der Maske vermeiden müssen, weil sonst der Kranke auf diesen übergroßen Reiz der Schleimhäute mit Husten antwortet oder passive Resistenz ergreift und die Atmung vorübergehend überhaupt einstellt. Die Tropfenfolge wird aber nach Erreichung einer gewissen Narkosetiefe beschleunigt werden müssen, wenn Sie ohne nennenswertes Erregungsstadium in das Stadium der Toleranz hinübergleiten wollen; Sie werden desgleichen die Tropfenfolge beschleunigen, wenn der Kranke preßt, wenn er Würgbewegungen zeigt und Neigung zum Erbrechen auftritt. Trotzdem bleibt aber immer ein Intervall zwischen den einzelnen Tropfen; es darf nie und nimmer gegossen werden! Und nun auch eine Mahnung an Sie als eventuelle spätere Operateure im Zusammenhang mit der Narkose. Drängen Sie den Narkotiseur nicht, beginnen Sie auch nicht bei größeren Eingriffen, in deren späterem Verlaufe Sie eine tiefe Narkose benötigen, mit dem Schnitt, bevor das Toleranzstadium erreicht ist, weil es dann Ihre und nicht des Narkotiseurs Schuld ist, wenn Sie während des ganzen Eingriffes keine anständige Narkose haben werden, da es infolge Ihrer Ungeduld niemals gelingt, den Kranken überhaupt ins Toleranzstadium zu bringen. Wenn infolge dieser rascheren Tropfenfolge die Oberfläche der Maske vereist, dann wechseln Sie rasch die Maske; Sie sollen immer mehrere Masken vorbereitet haben; auch schon aus dem Grunde, daß der Kranke im Erregungsstadium erbrechen und die Maske beschmutzen kann. Schützen Sie verläßlich die Augen des Kranken; Horn- wie Bindehaut sind an Äther nicht gewöhnt und reagieren mit argen Entzündungen auf ihn. Zur Erleichterung der Narkose können Sie weiterhin die für die Atemluft durchgängige Maskenoberfläche durch eine umgelegte Kompresse, die auch feucht sein kann, verkleinern. Daß Sie alle für eventuelle üble Zufälle nötigen Instrumente und Medikamente, wie ich sie Ihnen im letzten Kolleg aufgezählt habe, in greifbarer Nähe haben, möchte ich doch noch einmal erwähnen.

Handelt es sich dagegen nur um einen kürzeren und oberflächlicheren Eingriff, so werden Sie einen sogenannten *Ätherrausch* auszuführen haben. Grundsätzlich handelt es sich darum, nur das erste Stadium der Narkose, das Stadium analgeticum zu erzielen, das Verweilen in diesem Abschnitt der Allgemeinbetäubung aber hinauszuzögern. Niemals soll das Erregungsstadium erreicht werden. Der Kranke bleibt auch oft ganz bei Bewußtsein, nur Schmerzen empfindet er keine. 20—40—60 ccm Äther, je nach der Narkoseeignung des betreffenden Kranken, werden in die offene Maske gegossen, diese dem Kranken aufgelegt und die weitere Luftzufuhr etwas eingeschränkt. Aber auch mit der reinen Tropfmethode werden Ihnen tadellose Ätherräusche gelingen, wenn Sie es öfter geübt haben werden.

Ich habe mich absichtlich bei der rein technischen Seite dieser beiden Verfahren etwas länger aufgehalten, nicht weil ich glaube, daß Sie nun auf Grund meiner Ausführungen bereits solche Allgemeinbetäubungen durchführen könnten, sondern weil eben diese beiden Methoden diejenigen sein werden, die noch für absehbare Zeit *Ihre* Verfahren bleiben werden, wenn Sie später in Ihrer Allgemeinpraxis, ich denke da besonders auch an geburtshilfliche Eingriffe, Allgemeinbetäubungen benötigen werden. Und deshalb wollte ich Ihnen auch anscheinende Nebensächlichkeiten bieten, die es, wie ich Ihnen schon einmal ausgeführt habe, bei der Schmerzverhütung nicht gibt; an Kleinigkeiten kann ein Leben hängen!

Bei solchem Handeln geht natürlich sehr viel Äther verloren; Sie haben nur an der Reaktion des Kranken einen Maßstab, wieviel vom aufgetropften Äther auch tatsächlich in den Organismus aufgenommen wurde; daß eine solche Bemessung nur eine ganz grobe Schätzung sein kann, wird Ihnen sofort klar, wenn Sie an die individuell so stark schwankende Narkoseempfindlichkeit oder, besser gesagt, Narkoseeignung sich erinnern. Es war daher schon bald nach der Entdeckung der Ätherinhalationsnarkose durch MORTON und WARREN 1846 in Boston, an dessen Universität heute noch jährlich der „Äthertag" zur Erinnerung an diesen großen Fortschritt gefeiert wird, das Bestreben gegeben, durch geschlossene Masken das unkontrollierbare und zwecklose Abdampfen von Äther zu verhindern. Ich will Ihnen nicht Geschichte der Narkose vortragen, will Ihnen daher auch nicht von vielen, schon längst wieder aus dem Kurs gesetzten Maskentypen erzählen; will Ihnen nur diejenigen Verfahren kurz schildern, die heute und sicher auch noch morgen Geltung haben.

Diesen Vorteil des ganz geringen Ätherverlustes bietet die OMBREDANNEsche Maske, die ein nahezu geschlossenes System darstellt, so daß die mit Äther beladene Ausatmungsluft, die überdies körperwarm und auch mit Kohlensäure belastet ist, zum größten Teil oder auch ganz, je nach Belieben des Narkotiseurs, wieder rückgeatmet wird. Der Apparat ist ziemlich handlich, haltbar; der Ätherverbrauch sinkt auch für große Eingriffe auf 50—100 ccm. Das Einschlafen erfolgt rasch, das Erwachen tritt bald nach Absetzen der Maske ein, da ja der Organismus viel weniger Äther bekommen hat, die postnarkotischen Erscheinungen einschließlich der Lungenkomplikationen sind gering. Die Dosierbarkeit der Ätherzufuhr ist auch für den weniger geübten Narkotiseur einfach und trotzdem genau.

Exakteste Dosierung gestattet die Apparatnarkose im geschlossenen System mit Sauerstoffäther. Dann werden Sie auch ganz geringe Mengen Äther benötigen; bleibt das System offen, schließt die Maske nicht luftdicht ab, dann schleichen sich natürlich nicht faßbare Fehler ein. Sie haben bei solchem Vorgehen weiter die für manche Eingriffe unschätzbare und nicht mehr entbehrliche Möglichkeit, durch *einen* Handgriff innerhalb weniger Sekunden Luftwege und Lungen des narkotisierten Kranken unter Überdruck zu stellen. Und diese Raschheit bedeutet unter Umständen auch wieder ein gewonnenes Leben — denken Sie an eine Luftembolie, wo Sie durch den Überdruck die im rechten Herzen flottierenden Luftteile ansaugen, teils auspressen und dadurch ungefährlich machen können, daß Sie die Luftblase in die Lungencapillaren zurücktreiben. Welche Apparattype Sie bevorzugen, ist ziemlich gleichgültig; es gibt eine ganze Reihe ausgezeichneter Ausgaben. Die Hauptsache ist, daß Sie mit dem Apparat, der Ihnen gerade zur Verfügung steht, auch umgehen können, und nicht erst nach Studium einer beigeschlossenen Gebrauchsanweisung, sondern rein reflektorisch. Diese wenigen Handgriffe müssen absolut automatisiert werden, dürfen keine Großhirntätigkeit Ihrerseits mehr beanspruchen; sie müssen daher wie Bajonettgriffe gedrillt werden! Denn nur dann ist die Gewähr gegeben, daß im Momente der Gefahr auch wirklich alles klappt.

Sie müssen den Äther aber nicht durch Inhalation in den Organismus hineinbringen; Sie können dazu auch den intravenösen oder intrarectalen Weg wählen, wenn besondere Anzeigestellungen es verlangen, auf die später noch zurückzukommen sein wird. Bei der Seltenheit solchen Handelns, selbst an großen, klinischen Stationen, erscheint es mir eine überflüssige Belastung für Sie, auf die Technik und Methodik solchen Vorgehens näher einzugehen; auf die Gefahren beider Methoden habe ich Sie ja schon verwiesen.

Wir müssen uns nun mit der *Wirkung des Äthers auf den Organismus*, id est vor allem seinen Schäden befassen.

Durch genaue Blutanalysen wissen wir, daß die Ausscheidung des Äthers aus dem Blute durch die Atmung eine sehr rasche ist. Schon fünf Minuten nach Aussetzen der Ätherzufuhr sinkt der Äthergehalt des Blutes auf die Hälfte, nach zwei Stunden auf Spuren, nach vier Stunden ist keinerlei Äther im Blute mehr nachweisbar. Ich bringe Ihnen diese Zahlen, weil Sie Ihnen am besten ein Bild von der Schnelligkeit der Ausscheidung geben; und ich möchte Sie bitten, dieses Bild zu bewahren, weil Sie in den späteren Kollegs diese Ausscheidungsbedingungen mit denen anderer Narkotica vergleichen sollen. Nicht nur bei Einverleibung des Äthers durch eine Vene, sondern auch bei der Darreichung des Pharmokons durch Einatmung ergeben sich auch Veränderungen am Transportmittel. Sie werden nahezu regelmäßig eine, wenn auch in engen Grenzen sich haltende Hämolyse finden, die sich in einer vorübergehenden leichten Anämie auswirkt; bald aber werden die zugrunde gegangenen roten Blutkörperchen wieder ergänzt und schießt die Regeneration nicht selten zahlenmäßig etwas übers Ziel. Und diese sekundäre Zunahme ist nicht etwa nur scheinbar durch Flüssigkeitsverarmung des Plasmas hervorgerufen. Es kommt auch ohne Eingriff zu einer Leukocytose, desgleichen wird die Blutgerinnungszeit herabgesetzt, die Senkungsgeschwindigkeit der roten Blutkörperchen beschleunigt — alles Vorgänge, die einen Zellzerfall im Organismus anzeigen; ihnen zugrunde liegen ganz gesetzmäßige Veränderungen im physikalisch-chemischen Blutbilde. Der Einfluß des Äthers auf Herz und Kreislauf war immer das stärkste Argument seiner Anhänger, namentlich im Kampfe gegen seinen seinerzeitigen Hauptkonkurrenten, gegen das Chloroform. Der Umstand, daß Ätherschäden von Herz und Kreislauf kaum bekannt geworden sind, daß der Äthernarkose sogar eine, wenn auch leichte, analeptische Wirkung beigemessen wurde, hat es mit sich gebracht, daß dieser Kampf heute zugunsten des Äthers entschieden ist. Der Blutdruck sinkt ja auch nach langer, tiefer Äthernarkose; auch die Äthernarkose schafft insofern, wie wir heute wissen und uns ausdrücken, eine gewisse Kollapsbereitschaft, daß sie das Minutenschlagvolumen des Herzens verkleinert, daß auch im Verlaufe der Äthernarkose die zirkulierende Blutmenge andauernd durch Abfließen in unfaßbare Depots herabgesetzt wird. Aber diese Schäden bewegen sich in engen Grenzen, in engeren jedenfalls als bei vielen anderen Allgemeinnarkoticis, als bei allen mit Ausnahme von Stickoxydul, Äthylen und namentlich Narcylen, das den Blutdruck ausgesprochen steigert. Auch im Myokard und den Herzganglien konnten genaue histologische, nicht selten von „objektiven" Chloroformanhängern ausgeführte Untersuchungen keine krankhaften Abänderungen als Folge der Ätherwirkung feststellen. Sie werden demnach in der Äthernarkose durch genaue, andauernde Beobachtung von Puls und Blutdruck einen genauen Wegweiser für die Güte der Narkose und den Zustand Ihres Kranken haben, da Sie wissen, daß die richtig ausgeführte Äthernarkose, frei von üblen Zufällen, diese beiden Größen nicht in wesentlicher Weise beeinflußt. Müssen Sie daher eine solche deutliche Veränderung feststellen, dann ist Gefahr im Verzug, dann sind Sie entweder im Begriffe, zu überdosieren, oder es ist der Eingriff als solcher mit Blutung, Gewebeschädigung und Schokwirkung, der den Kreislauf zu sehr belastet und so ungünstig beeinflußt. Jedenfalls haben Sie die Pflicht, den Operateur darauf aufmerksam zu machen und die nötigen Kreislaufstützungsaktionen durch pharmakodynamische Maßnahmen einzuleiten. Doch davon später!

Die Achillesferse der Äthernarkose sozusagen sind dagegen ihre zweifellos bestehenden, aber ebenso zweifellos übertrieben gewerteten Schädigungen der Atmungsorgane. So konnten Schädigungen der Epithelien der oberen und tiefen Luftwege, aber auch der Capillarendothelien der Lungenalveolen nachgewiesen werden. Auch Fälle von akutem Lungenödem in direktem Anschluß an die Äthernarkose wurden bekanntgegeben. Letztere dürfen wohl nur mit Vorsicht als reine Narkosefolge aufgefaßt werden. Aber auch die eben geschilderten Epithelschäden wurden vornehmlich im Tierversuch erst nach hohen Ätherdosen und namentlich auch hohen Ätherkonzentrationen ermittelt. Sie können daher daran festhalten, daß die Gefahr einer direkten, toxischen Schädigung des Lungenparenchyms durch Äther nur eine sehr geringe ist. Aber auch die Schädigungen der oberen Luftwege sind bedeutend überschätzt worden; sie stammen vor allem aus einer Zeit, wo noch viel längerdauernde und auch tiefere Narkosen verlangt wurden wie heute, wo der Verbrauch an Äther für die einzelne Narkose mangels Anwendung von Kombinationswirkungen noch ein viel beträchtlicherer war. Zu vermeiden ist die als Reizfolge des Äthers auftretende übermäßige Speichelabsonderung, wozu die Injektion von 0,001 Atropin. sulf. ins Unterhautzellgewebe etwa eine halbe Stunde vor dem Beginn der Narkose vollkommen genügt; bei Kleinkindern und Säuglingen kommen Sie mit der Hälfte dieser angeführten Dosis aus, ohne daß Sie jemals einen Schaden davon sehen werden. Haben Sie auf diese präoperative oder besser gesagt pränarkotische Atropininjektion vergessen oder kommt es in seltenen Ausnahmefällen, am ehesten bei Kindern trotzdem zu einer nennenswerten Speichelsekretion, dann müssen Sie die Aspiration dieses Speichels verhindern. Bringen Sie den Kopf in Reklinationslage, so daß der Kehlkopfeingang höher liegt als der Mund, dann wird der Speichel eben nicht in den Kehlkopf, sondern durch den Mund nach außen abfließen. Sie können diese Aspirationsgefahr aber noch besser bekämpfen, wenn Sie mit einer an die Wasserstrahlpumpe angeschlossenen Speichelpumpe, deren Metallansatz durch ein übergezogenes und über das harte Rohrende hinausragendes Gummirohr geschützt ist, wodurch sich Schleimhautverletzungen verhüten lassen, im Aspirationsbestreben als wirksamer Konkurrent auftreten und den sich bildenden Speichel absaugen.

Vermeiden Sie weiter eine zu starke Abkühlung des Operierten. Diese Obsorge muß schon am Operationstisch beginnen. Der Saal soll nicht über 26° C erhitzt werden, da sonst die Kranken stark transpirieren und ihr Blutdruck sinkt, wodurch Temperaturverlust für den Körper bedingt ist. Überschwemmen Sie aber auch als Operateur das Operationsfeld nicht mehr als nötig; denn der Kranke muß dann geraume Zeit in diesem nassen, ihn natürlich abkühlenden Tüchern liegen. Und unterlassen Sie auch aus diesem Grunde weitgehende Eventrationen; zumindest müssen die vorgelagerten Darmschlingen mit heißen, feuchten, immer wieder gewechselten Tüchern bedeckt werden. Denn auch die Vorlagerung der Darmschlingen bedingt Temperaturverlust durch Abkühlung und Blutdrucksenkung.

Über den Ursachenkomplex der postoperativen Pneumonie haben wir uns schon im letzten Kolleg unterhalten. Ich glaube, Sie sind damals mit mir zum Schlusse gekommen, daß dem Äther dabei eine wesentlich geringere Sünderrolle zufällt, als gemeiniglich behauptet wird. Eine gewisse Erhöhung der Bereitschaft zur postoperativen Pneumonie durch die Äthernarkose soll aber nicht bestritten werden.

Es ist kein Zweifel möglich, daß bei der im Oberbauchschnitt und seinen Folgen begründeten Hypostase, wie ich Ihnen gleichfalls schon eingehender ausgeführt habe, der durch den Äther hervorgerufene Reizzustand der Schleimhäute die Anfälligkeit für Pneumonien erhöht bzw. ihre Stärke und Ausdehnung steigert. Wird nun durch die zwangsmäßige Durchlüftung auch der untersten Lungenanteile durch Kohlensäureinhalation eine Hypostase verhindert, so können sich bestehende Ätherschäden in viel geringerer Intensität auswirken, wobei noch die Steigerung des Blutdrucks eine bessere Durchblutung der Lunge gewährleistet. Die regelmäßig geübte Kohlensäureinhalation hat die Gefahren der Äthernarkose weitgehend herabgesetzt, die Ätherdarreichung im halb oder ganz geschlossenen System mit Rückatmung und dadurch bedingter, verläßlicher Vorwärmung der Atemluft bot eine weitere Möglichkeit, die Ätherschäden der Atmungsorgane auf ein Minimum herabzudrücken.

Schon die auch im Gefolge der Äthernarkose auftretende Acidose deutet auf eine Schädigung der Leber oder zumindest der Leberfunktion hin. Sie können auch nicht so selten Glykosurie und Herabsetzung der Zuckertoleranz beobachten; besteht zufällig eine Gallefistel, so finden Sie als regelmäßige Folge der Äthernarkose eine deutliche Abnahme der Gallesekretion, auch wenn fern vom Abdomen operiert wurde; es darf Sie daher nach dem Gesagten nicht verwundern, wenn auch gelegentliche Beobachtungen von ausgesprochenen Parenchymschäden der Leber im Anschluß an die Äthernarkose im Schrifttum vorliegen. Sie werden sich bei der Anzeigestellung zur Äthernarkose bzw. der Ermittlung ihrer Gegenanzeigen an diese Tatsachen erinnern müssen.

Mußte ich Sie somit auf nicht unwesentliche Leberschädigungen aufmerksam machen, so ist es an sich wahrscheinlich, daß auch die Nieren durch die Äthernarkose beeinflußt werden, wenn sie auch als Ausscheidungsorgan kaum eine Rolle spielen. Im allgemeinen muß gesagt werden, daß wir wohl nicht so selten krankhafte Beimengungen im Harn feststellen können, daß es sich dabei aber in der ganz überwiegenden Mehrzahl um Veränderungen handelt, die vorübergehend und geringfügiger Natur sind. Sie sehen eine Herabsetzung der Harnmenge, wobei aber auch Hautatmung, Blutverlust, Kreislaufbelastungen während des Eingriffes eine nicht unwesentliche Rolle spielen. Das gleiche gilt von Vermehrung der Stickstoffausscheidung und vereinzelten Albuminurien; auch hierfür ist hauptsächlich nach unserem heutigen Wissen der dem Eingriff folgende Gewebe- und Zellverfall mit den ihm eigentümlichen Veränderungen der Plasmakolloide anzuschuldigen. Gleichfalls in dieses Kapitel gehört die Ausscheidung von Aceton, wie ich Ihnen schon einmal angeführt habe. Anders steht die Sache natürlich, wenn Sie im Sediment rote Blutkörperchen und renale Elemente in Form von Zylindern, die aus verfetteten Epithelien aufgebaut sind, feststellen müssen. Dann handelt es sich zweifellos um eine Parenchymschädigung der Niere. Das sind aber seltene Ausnahmen und auch diese nehmen niemals solche Ausdehnung an, daß sich daraus ernstere Funktionsstörungen an sich gesunder Nieren ergeben. Wenn aber primäre

Nierenerkrankungen vorliegen, wenn Sie vielleicht eine Niere entfernen müssen, wobei auch die Restniere keinesfalls ideal funktioniert, dann werden auch solche, wenn auch an sich nicht bedeutende, mögliche Folgen eines Schmerzverhütungsverfahrens bei der Auswahl des geeignetsten Vorgehens im bestimmten Einzelfalle in die Wagschale fallen.

Alle jene *üblen Zufälle*, die wir im letzten Kolleg besprochen haben, können auch während der Äthernarkose, gleichgültig auf welchem Wege Sie den Äther in den Organismus eingeführt haben, sich einstellen, mit Ausnahme vielleicht des reflektorischen Herzstillstandes, der vor allem der Chloroformnarkose eigen ist. Im Vordergrund stehen auch bei der Äthernarkose die Atemstörungen aus verschiedener Ursache, im besonderen die zentrale, toxische Asphyxie durch Überdosierung. Mit Rücksicht auf die diesbezüglich schon gepflogene Besprechung möchte ich Ihnen nur soviel sagen: Wenn Sie Atmung, Puls und Blutdruck andauernd genau beobachten, dann wird dieser üble Zufall sich kaum jemals ereignen. Und wenn es schon einmal dazu kommt, dann wird dieses böse Ereignis ohne wesentlichen Schaden für Ihre Kranken zu meistern sein, wenn Sie das Eintreten der Asphyxie, sei sie nun mechanisch oder toxisch, peripher oder zentral verursacht, sofort bemerken. Wenn Sie dann augenblicklich so handeln, wie ich Ihnen das schon dargelegt habe, dann ist immer noch Zeit, das bedrohte Leben zu retten. Täuschen Sie sich aber nicht über den Ernst der Situation und sind Sie sich klar, daß nur ursachenbewußtes Handeln, zielsicher durchgeführt, Erfolg verspricht. Erinnern Sie sich auch bei diesem üblen Zufall der raschen Ausscheidung des Äthers aus dem Blute, wenn die Atmung unterhalten wird; schöpfen Sie aus diesem Wissen Trost, ziehen Sie aber auch den einzig richtigen Schluß, daß Sie eben unter allen Umständen Sorge tragen müssen, die unterbrochene Atmung wieder in Gang zu bringen; über das „Wie" entscheidet die Ursache der Atemstörung; es ist ebenso sinnlos, bei einer peripheren Asphyxie Überdruck anzuwenden und Lobelin zu spritzen als bei der zentralen Atemlähmung eine Tracheotomie anzulegen und ein Hindernis entfernen zu wollen, das nicht vorhanden ist. Und erlahmen Sie nicht in Ihrem Bemühen, solange auch noch das Herz ein bißchen flimmert. Sie dürfen sich aber andererseits nicht zu große Hoffnungen machen, wenn Sie auch nach erfolgtem Herzstillstand die künstliche Atmung bei der zentralen Atemstörung noch eine geraume Weile fortsetzen. Es geschieht wohl mehr aus dem Pflichtgefühl heraus, nichts zu verabsäumen, was das Leben noch irgendwie retten könnte. Tun Sie es aber trotzdem, damit Ihnen nicht der Vorwurf einer Unterlassung gemacht werden kann. Und schaden kann es keinesfalls!

Bei guter Technik gehören die unmittelbaren Todesfälle an Narkose bei Ätheranwendung heute zu den Seltenheiten. Einige Zahlen sollen Ihnen die Richtigkeit dieser Behauptung dartun. Während GURLT noch auf rund 5000, NEUBER auf 6000 Äthernarkosen je einen Tod an Narkose sahen, lauten entsprechende moderne Ziffern nach MILLER für amerikanische und BREITNER für Wiener Verhältnisse 1:8000. Es gibt aber auch Reihen von 20 000 ja von 49 000 Äthernarkosen ohne Todesfall. *Die* Todesursache bei der Äthervergiftung — denn um eine solche handelt es sich dann — ist Atemlähmung; der Ächertote erstickt, er ist demnach blau, gedunsen und zeigt auch am Obduktionstische die Zeichen der Erstickung. Es ist auch fast immer die Atmung, die zuerst aussetzt; das Herz schlägt oft geraume Zeit noch weiter. Außerordentlich selten ist ein primärer Herztod, der von vielen Seiten überhaupt bestritten wird. Spättodesfälle durch Pneumonien können nach dem Gesagten nur selten ausschließlich der Äthernarkose angelastet werden.

Bevor wir nun Anzeigen und Gegenanzeigen der Äthernarkose festlegen, möchte ich Ihnen noch einmal ganz kurz Vor- und Nachteile dieser Allgemeinbetäubung zusammenfassen. Die *Nachteile* sind in folgenden Eigentümlichkeiten gegeben: Feuergefährlichkeit, Verdunstungskälte, Reizwirkung auf die Schleimhäute der Atmungsorgane, Parenchymschädigung der Leber und der Nieren. Diesen Nachteilen stehen folgende *Vorteile* gegenüber: Die Äthernarkose stellt ein nahezu allgemein und überall anwendbares, handliches und technisch nicht übermäßig schwieriges Schmerzverhütungsverfahren dar. Der Äther ist leicht transportabel, zum kleinsten wie zum größten Eingriff geeignet, Gefahr tritt erst spät und dann selten ein. Die Ausscheidungsbedingungen sind im Vergleich mit anderen Narcoticis, die Gase ausgeschlossen, außerordentlich günstige.

Die Äthernarkose wird daher überall dort angezeigt sein, wo eine Allgemeinbetäubung überhaupt erwünscht ist, besonders in der Allgemeinpraxis, aber auch an kleineren Stationen, die nicht über besondere Apparaturen und entsprechend ausgebildetes Personal verfügen; sie kann für solche Verhältnisse auch heute noch mit Fug und Recht als Verfahren der Wahl bezeichnet werden, namentlich dann, wenn diejenigen, Ihnen dargelegten Fortschritte ausgenützt werden, die die Gefahren der Äthernarkose wesentlich herabgesetzt haben: die Darreichung mit der OMBREDANNEschen Maske und die intermittierende Zwangsdurchlüftung der Lunge nach der Narkose mit Kohlensäure.

Die Äthernarkose wird dann nicht angebracht sein, wenn Art und Durchführung des Eingriffs ein freies Gesicht erfordern — es sei denn, Sie verabreichen den Äther intravenös oder rectal — oder Explosionsgefahr bedingen; wenn schon vor dem Eingriff Erkrankungen der Atmungsorgane, der Leber, der Nieren bestehen, wenn diese Organe durch den Eingriff an sich in besondere Mitleidenschaft gezogen werden; wenn es sich um kachektische, niedergekämpfte, stark ausgeblutete Kranke handelt, die eben gerade noch vielleicht ein Minimum an Belastung vertragen, aber auch nicht um ein Jota mehr.

Sie sehen also, daß die reine Äthernarkose namentlich dann, wenn Sie etwas Besseres an ihre Stelle setzen können, doch etwas in den Hintergrund tritt, besonders an Stationen, denen moderne Gasnarkosen zur Verfügung stehen. Aber auch bei Fehlen dieser Möglichkeit sollte überall nach Kräften getrachtet werden, die jeweils nötige Äthermenge herabzudrücken, in steigendem Maße Kombinationsnarkosen unter vorsichtigster Anzeigestellung und Dosierung für die einzelnen Komponenten zu verwenden, ohne auf eine wenn auch geringe Äthermenge zu verzichten, die dann nicht mehr ein gefährdendes Moment, sondern im Gegenteil ein Sicherheitsventil, eine individualisierende Pufferungsmöglichkeit darstellt. Diese nicht unbeträchtliche Summe von Gegenanzeigen verpflichtet aber auch den Allgemeinpraktiker, sich mit neueren Methoden der Schmerzverhütung zu befassen, um desgleichen Kombinationswirkungen zu erzielen, mahnt ihn aber auch, sich in der örtlichen Betäubung wenigstens so weit auszubilden, daß er in vielen Fällen wenigstens seiner chirurgischen Praxis eine Allgemeinbetäubung überhaupt entbehren kann. Ich möchte mit der Mahnung an Sie schließen: die reine Äthernarkose ist gut, aber es gibt heute schon Besseres, und das Bessere muß auch hier der Feind des Guten sein, nicht zuletzt im Interesse der Sicherheit Ihrer Kranken.

Fünfte Vorlesung.

Die Chloroformnarkose; Chloräthyl; Solästhin.

Ich hatte eigentlich vor, über die Chloroformnarkose gar nicht mehr ausführlicher zu Ihnen zu sprechen, da ich von der nur mehr historischen Rolle dieses Betäubungsverfahrens voll und ganz überzeugt bin. Es handelt sich hier aber nicht darum, ob solche Überzeugungen mit mehr oder weniger Berechtigung bestehen, sondern ob Sie noch einmal in die Lage kommen werden, mit Chloroform zu narkotisieren oder nicht. Und diese Möglichkeit ist nicht von der Hand zu weisen, wiewohl ich der Hoffnung Ausdruck verleihen möchte, daß dies nicht mehr der Fall sein wird. Ich kann Ihnen nur sagen, daß ich selber keine zehn Chloroformnarkosen gemacht habe, obwohl ich persönlich im Kriege und später an der Klinik sehr viel narkotisiert habe; ich kann Ihnen aber weiter sagen, was wichtiger ist, daß ich noch niemals in Chloroformnarkose operiert habe und dies sicher auch niemals tun werde. Wir werden ja bei den Anzeigen zur Chloroformnarkose näher darauf einzugehen haben, wann wir anscheinend um eine Chloroformnarkose nicht herumkommen. Sie werden dort aber auch hören, daß wir heute über Schmerzverhütungsverfahren verfügen, die die Vorteile der Chloroformnarkose aufweisen, ohne deren schwere Nachteile zu haben.

Aber nicht überall wird so gehandelt. Ich weiß, daß z. B. im Reich noch sehr viel Chloroform verwendet wird; ich habe gelegentlich eines am alpenländischen Chirurgentage zu haltenden Referats unter den österreichischen Chirurgen eine Rundfrage angestellt und dabei erfahren, daß auch in unserem Lande Chloroform noch nicht ganz auf den Aussterbeetat gesetzt wurde. Eine allgemeine Anwendung von reinem Chloroform oder einer der es enthaltenden, üblichen Mischungen wurde in 6% der Antworten angegeben. Einen gleich hohen Anteil treffen wir in der Verwendung bei chirurgischem Einschreiten am Kinde. Rechnet man jene Anstalten hinzu, wo gelegentlich mit BILLROTH-Mischung die Äthernarkose unter besonderen Umständen eingeleitet oder vertieft wird, so zeigt sich, daß ein Drittel der die Rundfrage beantwortenden Anstalten Chloroform in irgendeiner Weise zur Allgemeinbetäubung verwendet. Immerhin scheint der Chloroformverbrauch zurückzugehen. So wurden von den drei großen Bezugsquellen pharmazeutischer Präparate in Österreich im Jahre 1930 nur mehr zwei Drittel der Jahresmenge von 1929 ausgegeben. Sie können also doch noch in die Lage kommen, mit Chloroform narkotisieren zu müssen und daher wollen wir die Allgemeinbetäubung mit diesem Mittel genau besprechen, damit Sie dann dieses gefährliche Narkoticum um so vorsichtiger verwenden werden. Aber tun Sie es bitte nur, wenn Sie wirklich kein anderes Schmerzverhütungsverfahren zur Verfügung haben und tun Sie es immer mit einem ganz schlechten Gewissen! Ich hoffe es noch zu erleben, daß dem Chloroform nur mehr eine historische Bedeutung zukommt, daß es nur mehr in der Vorlesung über Geschichte der Medizin Erwähnung erfährt.

Von SIMPSON in Edinburgh 1847 zum erstenmal verwendet, ist Chloroform chemisch Trichlomethan; es ist eine klare, farblose, etwas viscose Flüssigkeit von süßlichem Geruche. Das Chloroform ist schon bei gewöhnlicher Temperatur der Zersetzung durch Licht und Luft ausgesetzt, die sich aber durch einen geringen Alkoholzusatz verhindern läßt. Verunreinigungen meiden Sie auch hier wieder am besten, wenn Sie nur Präparate verläßlicher Herstellungsfirmen verwenden. Gegen Zersetzungen schützt man sich so, daß man dunkle, vollgefüllte, fest verschlossene Fläschchen im Eisschrank aufbewahrt. Es gibt auch eine ganze Reihe von Vorschriften, die Reinheit des Narkosechloroforms zu prüfen; das einfachste Vorgehen lautet so: Wird Chloroform mit Schwefelsäure geschüttelt, darf sich diese innerhalb 48 Stunden nicht färben. Filtrierpapier darf nach Befeuchten mit Chloroform nicht riechen und eine Jodzinkstärkelösung darf sich nach Chloroformzusatz weder bläuen noch darf das Chloroform selber eine Farbe annehmen.

Auch die Chloroformnarkose ist eine *Tropfnarkose*; der einzelne Tropfen ist infolge der größeren Oberflächenspannung kleiner als beim Äther, die Tropfenfolge muß auch eine wesentlich langsamere sein als bei der Äthernarkose. Die Maske bleibt ganz offen und besitzt zweckmäßigerweise nach der Vorschrift von ROSTHORN eine Rinne an der Unterseite, wo überflüssiges Chloroform sich ansammeln und durch einen Schlauch ablaufen kann, statt daß es auf Gesicht und Hals rinnt, wo dadurch Verätzungen entstehen können. Auch bei dieser Allgemeinbetäubung müssen die Augen sehr genau abgedeckt werden. Die Tropfmethode ist eine Wiener Modifikation und knüpft sich an den Namen des leider zu früh verstorbenen Urologen ZUCKERKANDL. Sie tropfen also, und Sie tropfen langsam und gleichmäßig. Ein anderes Vorgehen muß heute geradezu als Kunstfehler bezeichnet werden, und würde ein Arzt, der Chloroform aufgießen und dadurch den Tod des Kranken an Narkose verschulden würde, zweifellos verurteilt werden. Maßgebend für die Beurteilung des Ablaufes und der jeweiligen Tiefe der Chloroformnarkose ist die genaueste Beobachtung des Verhaltens der Pupille, die in diesem Falle einerseits nicht durch ein Pränarkoticum beeinflußt wurde, die andererseits sich in der Chloroformnarkose ganz typisch verhält. Im Stadium der Erregung ist die Pupille weit, sie reagiert aber, und der Cornealreflex, den Sie immer nur mit einem sterilen Gaze- oder Wattetupferchen, niemals aber in grober Weise mit einem ungewaschenen Finger, oder gar mit dem Fingernagel prüfen wollen, ist erhalten. Im Stadium der Toleranz wird die Pupille eng, stecknadelkopfgroß, sie wird aber auf Lichteinfall immer noch um eine Spur enger, reagiert also noch; der Cornealreflex ist erloschen. Als Ausdruck drohendster Gefahr sehen Sie auch bei der Chloroformnarkose die Pupille plötzlich weit werden, ohne daß diese weite Pupille durch Lichteinfall beinflußt wird. Und diese weite, nicht mehr reagierende Pupille können Sie in jedem Stadium der Chloroformnarkose eintreten sehen, schon nach wenigen Tropfen. So wie Sie bei der Äthernarkose vor allem Puls und Atmung andauernd beobachten müssen, muß Ihr Auge bei der Chloroformnarkose ständig auf der Pupille Ihrer Kranken ruhen, um drohende Gefahr nicht zu übersehen. Erwacht der Kranke langsam, dann wird die Pupille wieder weit, sie reagiert aber auf Licht und der Hornhautreflex ist gleichfalls auslösbar; dieses Ensemble bedeutet also nicht Gefahr, sondern Erwachen. Tropfen Sie vorsichtig; nur mit der Tropfmethode können Sie individualisieren, nur mit der Tropfmethode können Sie mit einem Minimum an Chloroform auskommen und tunlichste Sicherheit des Vorgehens erzielen. Dabei ist für ausreichende Luftzufuhr zu sorgen. Es ist daher die Verwendung von Chloroform in der OMBREDANNEschen Maske, wie sie auch angegeben wurde, ein Fehler. Sie können natürlich auch mit Chloroform Apparatnarkosen machen, aber nicht im geschlossenen System und mit reichlicher Sauerstoffzufuhr. Eine Rückatmung bei Chloroformanwendung ist absolut unzulässig, weil Sie dann über die Konzentration des Atemgemenges an Chloroform nichts aussagen, weil Sie bei Chloroformverwendung zu rasch eine plötzliche Wendung zum Schlechten, zur Überdosierung erleben können. Reines Chloroform besitzen wir an der Klinik zu Narkosezwecken überhaupt nicht. Es wird, wenn schon vielleicht einmal im Jahre Chloroform überhaupt verwendet wird, nur die von BILLROTH angegebene Mischung verbraucht. Nicht deshalb, weil Sie sie verwenden sollen, sondern weil sie die erste Kombinationsnarkose darstellt, teile ich Ihnen die Zusammensetzung mit; Sie verschreiben:

Rp. Chloroformi purissimi pro narcosi   100,0
Äther. purissimi pro narcosi
Alcohol. absoluti   aa 30,0
Da in vitr. flav.
S. BILLROTH-Mischung

Die *Allgemeinwirkungen* des Chloroforms verteilen sich auf den ganzen Organismus und lösen eine große Reihe schwerer und schwerster Schäden aus. Blutanalysen zeigen auf, daß die Narkosebreite des Chloroforms eine sehr geringe ist, die Blutgehalte an Chloroform bei therapeutischer und toxischer Dosis nahe beisammen liegen. Der Transport des Chloroforms im Blute erfolgt hauptsächlich in den roten Blutkörperchen, die ziemlich argen Schaden dabei erleiden. Hämolyse ist regelmäßig; oft aber nimmt sie solche Ausmaße an, daß Hämoglobinurie und Bilirubinurie die Folge sind. Chloroform ist demnach ein schweres Blutgift, das bei genügender Konzentration und bei hinreichend langer Einwirkung die roten Blutkörperchen zerstört und damit die Oxydationsvorgänge im Organismus schwer schädigt.

Der Einfluß auf den Kreislauf ist ein verheerender, im vollen Bewußtsein der Bedeutung dieses Wortes. Sie können diese Tatsache schon am Antlitz des Kranken ablesen; während der Äthernarkotisierte ein rotes Gesicht hat, ist der chloroformierte Kranke blaß, die Augen sind haloniert, der Turgor ist herabgesetzt. Der Blutdruck sinkt nach einem ganz kurzen Anstieg zu Beginn der Chloroformnarkose andauernd; dabei treten sehr häufig erhebliche Schwankungen auf, die auf die ungünstige Beeinflussung des Vasokonstriktorensystems zurückgeführt werden. Auch die Reizleitung und Reizerzeugung des Herzens leidet. Der Vagus wird auf die Dauer gelähmt. Der gelegentlich beobachtete, plötzliche Eintritt des Todes in der Chloroformnarkose, in seltenen Fällen schon nach den ersten Atemzügen, die so gefürchtete Synkope beruht auf reflektorischer Vaguswirkung, wodurch primärer Herztod ausgelöst wird; sie hat schon früh zu eingehenden Untersuchungen des Herzens chloroformierter Tiere geführt. Es wurden ermittelt: fettige Entartung des Herzmuskels, Überleitungsstörungen verschiedensten Grades, Vorhofflimmern und einige Male auch Kammerflimmern. Nervenzellen und Herzganglien werden gleichfalls geschädigt. Im histologischen Bilde kommt es zu einem ungewöhnlich hohen Fettgehalt des Herzmuskels, wodurch die tiefgreifende und direkte Zellschädigung oder zumindest eine wesentliche Veränderung im Zellchemismus durch die toxischen Eigenschaften des Chloroforms aufgezeigt werden. Wird schon dadurch der Blutdruck wesentlich herabgesetzt, so ergibt sich in der durch diese Kreislaufinsuffizienz andauernd abnehmenden Gesamtmenge des zirkulierenden Blutes geradezu ein circulus vitiosus.

Die Atemwege werden durch das Chloroform nicht in dem Sinne einer vermehrten Sekretion gereizt; aber auch ihre Epithelien unterliegen der toxischen, degenerativen Wirkung des Chloroforms. Durch die Vaguslähmung werden auch die für Funktion und Abwehr der Lunge wichtigen Broncheoluskontraktionen aufgehoben. Die Ausscheidung des Chloroforms durch die Lunge ist eine sehr verzögerte, und BÜDINGER konnte Chloroform auch noch 24 Stunden nach Beendigung der Narkose in der Ausatmungsluft nachweisen. Wenn wir auch, wie dies bei der Äthernarkose besprochen wurde, das Narkoticum für die Entstehung der postoperativen Pneumonie nur zum geringen Teil anschuldigen können, so darf die Wirkung des Chloroforms auf die Lungen gewiß nicht unterschätzt werden, wenn der in den Atmungsorganen gesetzte Schaden auch zweifellos gegenüber den Schädigungen von Herz und Kreislauf in den Hintergrund tritt.

Die Leber wird am häufigsten und mit dem Herz am schwersten geschädigt; Fettinfiltration aber auch Degeneration und Nekrose der Leberzellen sind die nahezu regelmäßige Folge auch kleiner Chloroformmengen. REICHEL konnte sieben Todesfälle an akuter, gelber Leberatrophie in zwölf Tagen auf dem Sektionstische sehen. Die zentrale Läppchennekrose ist auch die Ursache der sogenannten Chloroformspättodesfälle. Es finden sich Anstieg des Blutzuckerspiegels bei sinkender Zuckertoleranz, eine ausgesprochene Acidose, vor allem durch das Einströmen pathologischer Säuren verursacht, die bei mangelhafter Oxydation besonders der Kohlehydrate entstehen. Mangelhafte Fettverbrennung soll auch noch später zu sekundärer Übersäuerung des Organismus führen. Bilirubinämie und Urobilinurie sind demnach schon nach kurzen Chloroformnarkosen eine regelmäßige Folgeerscheinung. Schon in sehr kleinen Mengen vermindert Chloroform die Gallesekretion. Die Konzentration der gallensauren Salze sinkt auf 10% des Ausgangswertes und darunter.

Auch der Harn spiegelt die Schädigung der Nieren in eindeutiger Weise wieder; Sie finden Albuminurie, Hämoglobinurie, Porphyrinurie und neben Aceton, Acetessigsäure auch reichlich Zylinder. Im Tierversuch und am Obduktionstisch findet sich das Bild der Lipoidnephrose als Ausdruck der toxischen Parenchymschädigung. Chloroform wird übrigens in kleinen Mengen auch durch die Niere ausgeschieden.

Die Chromaffinität der Nebennierensubstanz wird aufgehoben, ihr Adrenalingehalt herabgesetzt und schließlich verbraucht. Spättodesfälle werden auch darauf zurückgeführt.

Sie begegnen somit auf Schritt und Tritt der tiefgehenden, zellschädigenden Wirkung des Chloroforms im Organismus. Die Ihnen eben gegebene Schilderung ist ohnehin reichlich lang ausgefallen, sie ließe sich noch leicht erheblich verlängern. Es geht aber nicht um Einzelheiten. Was ich erstrebte, war Ihnen klar zu machen, daß die Gefährlichkeit der Chloroformnarkose kein Hirngespinst ist, daß sie nicht etwa Parteisache darstellt unter dem Motto — hier Äther, hier Chloroform —, sondern daß Sie es heute im Interesse der Sicherheit Ihrer Kranken einfach nicht mehr verantworten können, ein solch schweres Gift einem Gesunden, geschweige denn einem Kranken, der durch den Eingriff obendrein geschädigt wird, einzuverleiben.

Unter den üblen Zufällen steht beim Chloroform die Synkope, der plötzliche, ganz unvermittelte Tod, der reflektorische Herztod obenan. Gerade bei kleinen Eingriffen und bei ganz gesunden, jungen Menschen, besonders aber auch beim Status thymico-lymphaticus wurde dieses schreckliche Ereignis beobachtet. Unter der Narkose schaffen Versagen des Kreislaufs und die geschilderten Stoffwechseländerungen außerordentliche Kollaps- und Shockbereitschaft. Dieser Kreislauftod erfolgt meist blitzartig, gelegentlich auch protrahiert. Die Atmung geht anfänglich noch weiter, um aber gleichfalls bald auszusetzen. Bei den schlechten Ausscheidungsverhältnissen und den tiefergehenden Läsionen an der Medulla oblongata sind natürlich die Bedingungen zur Behebung solcher übler Zufälle wesentlich schlechtere. Adrenalin ins Herz, Lobelin in die cisterna cerebellomedullaris, künstliche Atmung mit Überdruck bei Entfernung jeglichen Chloroforms — so müssen Sie vorgehen; alle diese Maßnahmen werden ebenso wie direkte Herzmassage wohl meist erfolglos bleiben; trotzdem müssen Sie sie versuchen; denn mehr als sterben kann der Tote nicht mehr; vielleicht können Sie aber das schon erloschene Leben, mag dies noch so paradox klingen, zurückgewinnen.

Aber auch nach Ablauf der Allgemeinbetäubung mit Chloroform ist das Leben der so narkotisierten Kranken noch bedroht; diese Spättodesfälle habe ich Ihnen ja in ihren ersichtlichen Ursachen schon begründet. Durch destruierende Organwirkung wird der Körper an sich geschädigt; und so seine Widerstandskraft gebrochen, die unentbehrlich ist, um Krankheit und Eingriff zu überwinden, wie dies FRANKEN richtig ausführt.

Die Häufigkeit von Todesfällen an Narkose übersteigt demnach auch die gleiche Zahl nach Äthernarkosen ganz wesentlich: GURLT und NEUBER fanden seinerzeit je einen Todesfall auf 2000 Narkosen mit Chloroform, in der jüngsten Zeit konnte TICHONOWIC für russische Verhältnisse dieselben Zahlen ermitteln, MILLER fand in Amerika einen Todesfall unter 2600 Chloroformnarkosen. Es soll aber an dieser Stelle das Wort v. BRUNS zitiert werden: „Ich glaube, daß wohl kaum ein Tag vergeht, an dem nicht ein Mensch durch Chloroform in der Narkose stirbt." Und Sie werden diese Feststellung nicht unbegreiflich finden, da in den mitgeteilten Statistiken die außerklinischen Fälle ebensowenig erfaßt wurden wie die sekundären Todesfälle.

Nach diesen vielen *Nachteilen*, die ich Ihnen nicht noch einmal aufzählen möchte, muß ich Ihnen noch über die *Vorteile* berichten. Denn solche müssen ja gegeben sein, weil es sonst einfach unverständlich wäre, wieso dieses Narkoticum heute überhaupt noch Verwendung findet. Alle Vorteile des Chloroforms lassen sich am besten in der Feststellung zusammenfassen: es ist bequem. Bequem für den Kranken, weil bereits nach einigen Atemzügen das Bewußtsein schwindet und keine besonders unangenehmen Sensationen dabei auftreten; es ist bequem für den Arzt, weil Chloroform kompendiöser ist; es macht bei einer Fahrt über Land oder im Kriege einen Unterschied, ob man ein 50-g-Fläschchen Chloroform, oder einige 100-g-Fläschchen Äther mit sich nehmen muß; es ist bequem für den Narkotiseur, weil es mit dem Chloroform gelingt, auch Kranke, die der Allgemeinbetäubung große Widerstände entgegensetzen, rasch und mühelos ins Toleranzstadium zu bringen; und es ist bequem für den Operateur, weil die Chloroformnarkose eine vollkommene Muskelentspannung erzielen läßt, weil dieses Stadium rasch erzielt wird und längeres Warten daher nicht in Frage kommt. Sie werden aber mit mir übereinstimmen, daß Bequemlichkeit kein Argument dafür sein kann, die Sicherheit der Schmerzverhütung herabzusetzen, daß Bequemlichkeit keine Entschuldigung dafür sein kann, daß man das Leben des Kranken in größere Gefahr bringt als man muß.

Daß natürlich alle Organveränderungen gröberer Art, mag es sich nun um Herz, Leber oder Nieren handeln, mag der Organismus als ganzer durch die Erkrankung an sich schon schwer geschädigt sein, mögen Stoffwechselanomalien bestehen, strikte *Gegenanzeige* gegen jede

Chloroformverwendung bilden, ist nach dem Gesagten selbstverständlich. Es bilden eben die Ihnen ausführlich geschilderten Eigentümlichkeiten des Chloroforms an sich schon genügend schwerwiegende Ursachen zur Gegenanzeige seiner Verwendung. Wann sind also *Anzeigen* zu seiner Anwendung gegeben? Dann, wenn es mit anderen Mitteln nicht gelingt, eine genügend tiefe Narkose zu erzielen, dann wenn schwere Lungenveränderungen bestehen, die die Ätherverwendung nicht erlauben und der Eingriff in örtlicher Betäubung nicht durchführbar ist. Ist diese Zahl der Anzeigen an sich nicht groß, so wird sie gleich null, wenn Sie in kommenden Vorlesungen hören werden, daß durch entsprechende Kombinationswirkungen bei jedem Individuum und in jedem Falle auch ohne Chloroform eine genügende Narkosetiefe erreichbar ist, daß namentlich bei Lungenerkrankungen auch sonst unschädlichere Allgemeinbetäubungsverfahren heute zur Verfügung stehen. Es wird für Sie daher nur eine Anzeige zur Chloroformverwendung bestehen bleiben: Sie müssen narkotisieren und zwar augenblicklich und haben kein anderes Narkoticum zur Verfügung; Sie werden mir aber zugeben, daß sich dieser Fall kaum jemals ereignen dürfte; denn daß er sich nicht ereignet, dafür haben Sie durch Bereitstellung anderer Pharmaca Sorge zu tragen! Sie dürfen jedenfalls verantwortungsbewußt nur dann Chloroform verwenden, wenn Sie auf Grund einer genauen klinischen Untersuchung jede krankhafte Organveränderung einschließlich eines Status thymico-lymphaticus ausschließen können; und auch nur dann vorübergehend, in kleinsten Mengen und mit äußerster Vorsicht, immer aber, und das möchte ich wiederholen, mit einem ganz schlechten Gewissen!

Das Chloräthyl, chemisch Äthylchlorid, ist in seiner Wirkung auf die parenchymatösen Organe durchaus dem Chloroform gleichzusetzen. Auch Kreislauf, Atmung und Stoffwechsel werden in ganz ähnlicher Weise beeinflußt. Es sind zahlreiche Todesfälle im Schrifttum bekannt geworden. Die Spätwirkungen des Chloräthyls treten wenig hervor, da das Mittel nur zu kurzen Räuschen oder zur Einleitung der Äthernarkose verwendet wird oder zumindest verwendet werden soll. Trotz dieser keineswegs ermutigenden Eigenschaften müssen wir doch etwas bei seiner Besprechung verweilen, weil es für Sie später in der Allgemeinpraxis das tägliche Brot sozusagen darstellen wird und ich Ihnen heute noch keinen allgemein realisierbaren, wesentlich wertvolleren Ersatz angeben kann.

Chloräthyl verdunstet an der Luft mit einer Temperaturerniedrigung von —11° C und bildet Eis, vereist auch die Körpergegend, auf die es aufgebracht wird. Dadurch entsteht eine lokale Unempfindlichkeit, die an sich eigentlich erst bei der örtlichen Betäubung zu besprechen wäre, die wir aber im Interesse der Einheitlichkeit gleich hier vorwegnehmen wollen. Und ich kann mich dazu um so leichter entschließen, als meine diesbezüglichen Lehren an Sie nur in der Warnung gipfeln, dieses Verfahren nicht anzuwenden und zwar aus zwei Gründen. Erstens treten nach dem Auftauen recht erhebliche Nachschmerzen ein und zweitens reicht die Anästhesie auch nicht tief. Dies hat zur Folge,

daß der Kranke sich gegen tieferes Eingreifen zur Wehr setzt, daß
Sie nicht so radikal handeln, als Sie es nach den vorliegenden krankhaften Veränderungen zur Heilung Ihrer Kranken tun müßten. Dadurch täuschen Sie sich und dem Kranken nur eine Behandlung vor,
die in Wirklichkeit keine ist und die Erfolge solchen Handelns werden
in vielen Fällen dementsprechend sein. Es folgen Sekundäreingriffe,
die Ihnen und Ihren Kranken keine Freude machen, auch Ihren Ruf
keineswegs steigern werden. Vermerken Sie also, bitte, die örtliche
Betäubung durch Vereisung mit Chloräthyl als etwas Gewesenes und
klären Sie Ihre Kranken in eben dargelegter Weise auf, wenn sie diese
Schmerzverhütungsart von Ihnen verlangen, was heute noch nicht so
selten geschieht. Das sind allerdings nur unerfahrene Kranke; denn
ein zweites Mal läßt sich ein Kranker in örtlicher Betäubung durch
Vereisung sicher nicht mehr operieren!

Die zweite Möglichkeit der Anwendung ist die *Inhalationsnarkose*
mit Chloräthyl. Und Sie werden sie so durchführen, daß Sie nach
Einfettung des Lippenrots und der Nasenspitze mit reiner Vaseline,
um Erfrierungen zu vermeiden, eine mehrfache gelegte Gazeschicht
nach Abdeckung der Augen über Mund und Nase legen und nun langsam
auf diese aus der spezifischen Chloräthylflasche auftropfen, was Ihnen
im Gegensatz zum Spray dann gelingt, wenn Sie den Hebel nicht ganz
lüften, sondern nur etwas von der Flaschenöffnung abheben. Wollen
Sie Ihren Kranken den eher unangenehmen Geruch des Chloräthyls
ersparen oder doch wenigstens mindern, dann können Sie auch Chloräthyl mit Kölner-Wasserzusatz im Handel bekommen. Sie sprechen
dabei mit dem Kranken, überzeugen sich durch Fragen andauernd
über den Zustand seines Bewußtseins, um bei dessen Verlust sofort
den Operateur zum Eingreifen zu veranlassen. Sie können zweckmäßigerweise auch so vorgehen, daß Sie den Kranken mit der Bemerkung zum Erheben seiner Hand auffordern, er möge selber das Zeichen
geben, wann operiert werden darf. Das stärkt das Zutrauen des Kranken,
mindert seine Angst, daß er etwa doch vor Eintritt der Narkose operiert
werden und demnach Schmerzen empfinden würde. Gelingt es Ihnen
aber nicht binnen kurzer Zeit, etwa mit 80 bis höchstens 100 Tropfen,
dieses Stadium analgeticum und nur dieses zu erreichen, dann fort
mit dem Chloräthyl und Übergang zum Ätherrausch. Denn eine pro-
trahierte Chloräthylnarkose ist viel zu gefährlich, als daß sie auch nur
im entferntesten erlaubt wäre, um so mehr als sie ja letzten Endes ent-
behrlich ist. Kommt es andernfalls zum Excitationsstadium, dann
haben Sie überdosiert, dann gleichfalls weg mit Chloräthyl und Gaze,
worauf sich der Kranke bald beruhigen wird. Es gibt nur einen kurzen
Chloräthylrausch, es gibt keine Chloräthylnarkose, das muß Ihnen
immer gewärtig sein.

Es gibt aber weiter keinen Chloräthylrausch, wenn die vor seiner
Ausführung regelmäßig durchzuführende Untersuchung des Herzens
irgendwelche organische Veränderungen an ihm hat feststellen lassen.
Wenn Sie sich an die nahe Verwandtschaft mit dem Chloroform erinnern, dann wird Ihnen diese Mahnung selbstverständlich scheinen.

Wenn Sie so vorgehen und nur unter dieser Anzeigestellung handeln, dann werden Sie auch keine unliebsamen Überraschungen mit der Verwendung von Chloräthyl erleben, die sonst unausbleiblich sind. MILLER berichtet von je einem Todesfall auf 12000, LOTHEISEN auf 17000, LUKE auf 36000 Narkosen. Wir haben in tausendfältiger Erfahrung unter Beobachtung der eben mitgeteilten Vorsichtsmaßregeln niemals einen schweren Zwischenfall, geschweige denn einen Tod zu beklagen gehabt. Der Chloräthylrausch ist in unserer Ambulanz ein nicht zu entbehrender Behelf geworden. Er ließe sich gewiß ohne weiteres durch Lachgasnarkosen ersetzen; er ist aber billiger, viel weniger umständlich und was die Hauptsache ist, nach unseren Erfahrungen mindest ebenso sicher. Sie werden den Chloräthylrausch in Ihrer Allgemeinpraxis gleichfalls nicht entbehren können, Sie sollen ihn aber auch in voller Kenntnis seiner *Nachteile* anwenden. Der Magen muß leer sein, weil sonst der Kranke sicher nach dem Rausch erbricht; Chloräthyl ist äußerst feuergefährlich, weshalb Sie im Chloräthylrausch mit der Verwendung des Glühbrenners sehr, sehr vorsichtig sein müssen. Der Chloräthylrausch ist zeitlich begrenzt und daher nur für kurze Eingriffe geeignet, die sich eben binnen weniger Minuten ausführen lassen. Einer Fortsetzung mit Äther steht allerdings nichts im Wege. Freilich wird dann der Kranke eine längere Zeit zur Erholung benötigen und nicht ohne weiteres Ihre Sprechstunde verlassen können, wie dies beim einfachen Chloräthylrausch ohne Bedenken möglich ist.

Auf eine dritte Verwendungsmöglichkeit des Chloräthyls, nämlich im Rahmen einer kombinierten Allgemeinbetäubung, werden wir im Zusammenhange zu sprechen kommen.

An Stelle des Chloräthyls wird in neuerer Zeit das *Solästhin* empfohlen. Hervorzuheben ist, daß das Solästhin unbegrenzt haltbar ist, die Maske nicht vereist, nicht feuergefährlich ist und keine besondere Tropfflasche nötig macht. Die Narkose darf auch mit Solästhin nur bis zum Eintritt des Rauschzustandes durchgeführt werden. Und nun muß ich Sie auf einen Nachteil aufmerksam machen, der wenigstens an unserer Klinik dazu geführt hat, daß wir dem Chloräthyl für ambulant ausgeführte Eingriffe treu geblieben sind: es ist mit Solästhin schwieriger, im Stadium analgeticum zu bleiben und nicht in das Erregungsstadium zu gelangen, das durch sehr starke motorische Unruhe gekennzeichnet ist; die Erzielung eines reinen Rausches ist mit Solästhin zweifellos schwerer zu erreichen, wenngleich dies natürlich letzten Endes auch Übungssache ist. Ich kann Ihnen aber aus diesem Grunde Solästhin nicht ohne weiteres empfehlen und möchte glauben, daß Sie das Chloräthyl bevorzugen. Sie dürfen nur nicht mehr von ihm verlangen als es leisten kann, als es auch leisten darf!

Damit können wir diese Gruppe der Allgemeinnarkotica abschließen. Wertvoll für Sie ist der Chloräthylrausch, wesentlich aber auch die Kenntnis von den Gefahren der Chloroformnarkose. Ich möchte mit der Hoffnung schließen, daß es mir gelungen ist, Sie zu überzeugen, daß von einer berechtigten Anzeigestellung zur Verwendung reinen Chloroforms heute keine Rede mehr sein kann, daß aber auch seine

Mitverwendung im Rahmen einer kombinierten Narkose eine Verantwortung auf Ihre Schultern lädt, deren Übernahme Sie sich in jedem
Einzelfalle gründlichst überlegen sollen. Fragen Sie sich dann jedes
Mal, ob Sie Ihre Mutter auch unter den gegebenen Umständen so behandeln würden — und Sie werden den richtigen Weg gehen!

Sechste Vorlesung.

Die Avertinnarkose; Somnifen, Numal, Pernokton.

Wenn wir heute in die Besprechung der *Avertinnarkose*, aber auch
noch derjenigen Schlafmittel eintreten, die auf intravenösem Wege
in den Organismus zu Zwecken der Allgemeinbetäubung eingebracht
werden, so darf ich Sie vor allem daran erinnern, was wir über rectale
und intravenöse Narkose, über ihre Vor- und Nachteile, Annehmlichkeiten und Gefahren schon besprochen haben.

Avertin, von WILLSTÄTTER und DUISBERG jun. vor wenigen Jahren
angegeben, ist Tribromäthylalkohol. Sie erhalten dieses Medikament
entweder in kristallisiertem Zustand und müssen sich dann die Lösung
gewichtsanalytisch selber bereiten; oder Sie besorgen sich, was ich
Ihnen sehr raten würde, „Avertin flüssig" in 100-g-Fläschchen, eine
Lösung von Avertin in Amylenhydrat. 1 ccm dieser Lösung ist gleich
1 g Avertin in Substanz; benützen Sie außerdem die von der I. G. Farben
mitgelieferte Tafel, so können Sie jederzeit in wenigen Augenblicken
ablesen, wieviele Kubikzentimeter dieses „Avertin flüssig", in welcher
Menge destilliertem Wasser Sie lösen müssen, um die gewünschte Dosis
in der gewünschten Konzentration zu erhalten. Sie werden sich aber
jedes Mal von der bis 40° C und nicht um einen Zehntel Grad höher
erwärmten Lösung überzeugen müssen, daß keine Zersetzung beim
Lösungs- und Erwärmungsprozeß eingetreten ist, da Sie sonst ganz
schwere Darmschleimhautschäden setzen können, die in der Einführungszeit des Avertins zu manchem Todesfalle führten. Sie können sich
von der chemischen Integrität der Lösung rasch und leicht überzeugen,
wenn Sie einige Tropfen einer Kongorotlösung, die Sie gleichfalls mitgeliefert bekommen, in die einführungsbereite Lösung fallen lassen:
bleibt sie rot, ist alles in bester Ordnung; wird sie blau oder nimmt
sie auch nur einen bläulichen Schimmer an, dann fort mit ihr und eine
frische Lösung herbei. Sie können sich selbstverständlich am Morgen
soviel Lösung bereiten als Sie am gleichen Operationsvormittag verbrauchen wollen; verwenden Sie aber keine Lösung vom Vortage, wiewohl bei günstigem Ausfall der Kongorotprobe grundsätzlich nichts
dagegen einzuwenden ist. Wiedererwärmen einer abgekühlten Lösung
ist gleichfalls unstatthaft; bereiten Sie einen größeren Vorrat vor,
dann müssen Sie ihn im Wärmeschrank oder einer Thermosflasche auf
seiner Temperatur erhalten bis zum Verbrauche. Bedenken Sie immer,
daß Sie mit einem sehr differenten Mittel arbeiten und daß Sie der
fertigen Lösung in keiner Weise ansehen, wieviel Avertin tatsächlich
drinnen ist. Es können aber Mißverständnisse und Fehler nur dann

einigermaßen ausgeschaltet werden, wenn ebenso wie bei der Inhalationsnarkose der ganze Narkosevorgang in der Hand *eines* Arztes liegt; ein und derselbe Arzt soll daher die Lösung bereiten, sie dem Kranken einführen oder wenigstens dabei anwesend sein und solange von diesem Augenblicke beim Kranken bleiben, bis der Kranke wieder auf äußere Reize reagiert. Und dieser Arzt allein ist verantwortlich für Art und Ablauf der Allgemeinbetäubung. Nur so können Sie verantwortungsbewußt Avertinnarkosen machen. Dieser selbe Arzt hat weiter vor Einleitung der Narkose den Kranken selber gewogen, da das Gewicht des Kranken, wie Sie gleich erfahren werden, wenn auch nicht die ausschließliche, so doch eine wesentliche Rolle bei der Dosierung des Avertins spielt. Sie lassen dann diese an unserer Klinik immer frisch bereitete Avertinlösung mit einem gewöhnlichen Irrigator langsam einlaufen, ohne jeden wesentlichen Druck, weil Sie durch solchen nur die Peristaltik anregen und die Lösung in höhere Darmabschnitte hinauftreiben, woran Sie kein Interesse haben. Absichtlich hervorgerufene Wasserverarmung des Organismus durch einen vorgeschalteten Dursttag oder entsprechende Medikation von Diureticis zur Erhöhung der Resorptionsgeschwindigkeit ist zwecklos, da das Avertin rascher als sein Lösungsmittel vom Körper aufgesaugt wird. Es ist für die Resorption auch bedeutungslos, ob der Darm entleert ist; ebenso spielen Zusätze wie Milch, Salepschleim usw. keine abändernde Rolle. Aber führen Sie den Kranken zur Vornahme dieses Einlaufes nicht in den Operationssaal, nicht einmal in einen sogenannten Vorbereitungsraum, der ja für den Kranken auch schon „der Vorraum zur Folterkammer" ist. Das ist ja der so unendlich wertvolle Vorteil, wahrscheinlich der einzige, bleibende Vorteil des Avertins, daß Sie die Allgemeinbetäubung unmerklich für den Kranken im Bett auf dem Krankenzimmer einleiten können und der schon Eingeschlafene erst in den Operationstrakt geführt wird, ohne davon mehr irgendwie Kenntnis zu nehmen. Sie können so die psychische Abwehrstellung des Kranken gegen den Eingriff und alles, was damit zusammenhängt, mühelos und vor allem ganz unmerklich für den Kranken überwinden. Wesentlich erscheint, daß sich auch die Avertinnarkose wie jede andere Allgemeinbetäubung in ganz gesetzmäßiger Weise, also auch wieder automatisch ohne „schöpferische Modifikationen" des jeweiligen Narkotiseurs abwickelt, heute so wie morgen und übermorgen. Dann werden Fehler am besten vermieden werden.

Sie können ein Pränarkoticum geben, auch am Abend zuvor; wir werden bei der Besprechung der Kombinationswirkungen darauf zu sprechen kommen.

Der Eintritt der Wirkung ist von der Dosierung, noch mehr von der Art der Darreichung abhängig, da Sie Avertin auch intravenös und peroral verabreichen können, aber wie ich gleich vorwegnehmen will, nicht sollen. Intravenös erreichen Sie nahezu schlagartige Wirkung, rectal setzt sie langsamer ein, namentlich wenn Sie nicht überdosiert haben, peroral am langsamsten; bei letzterer Darreichung sinkt aber auch die Narkosebreite ganz merklich ab.

Die Dosierung benützt als wahrscheinliche Grundlage das Gewicht des Kranken, wobei sofort bei stärkerer Fettleibigkeit ein entsprechender Abzug zu machen ist. Kinder brauchen weit mehr als alte Leute, kräftige junge Männer zwischen 20 und 35 Jahren am meisten, Frauen im allgemeinen weniger als Männer, ruhige Leute weniger als nervöse, aufgeregte Menschen. An Alkohol, Nikotin, Schlafmittel oder Narkotica gewöhnte Kranke benötigen gleichfalls höhere Dosen. Wesentlich ist weiter für die Dosierung die Berücksichtigung von Allgemeinzustand und voraussichtlicher Widerstandsfähigkeit des zu betäubenden Organismus, besonders wenn letztere durch die Art der vorliegenden Erkrankung bedeutend herabgesetzt wurde wie bei starkem Blutverlust, höherem Fieber, Kachexie, Labilität des Kreislaufs, Schwangerschaft usw. Sie kennen andererseits in den Basedowkranken Menschen, die große Avertinmengen vertragen, ohne unter Umständen auch nur mit den Wimpern zu zucken. Sie sehen schon aus diesen kurzen Ausführungen, daß auch die Avertinnarkose gelernt und geübt sein will, daß es nicht genügt, eine Tafel zu lesen, ein wenig zu mischen und einen Einlauf zu machen. Gerade die Avertinnarkose erfordert wegen der noch nicht ausgedehnten Erfahrungen mit ihr besondere Übung und genaues Wissen um Dosierung und Durchführung. Als Konzentration der Lösung hat sich eine 2,5%ige am besten bewährt.

Sie können nun die Avertinnarkose in ganz verschiedener Art und mit ganz verschiedenen Zielen durchführen. Ohne vorher unseren Standpunkt zu präzisieren, seien Ihnen einmal alle Möglichkeiten vorgeführt.

Der rectale Avertinrausch wird so erzielt, daß Sie an sich nicht hoch dosieren, etwa 0,06—0,01 pro kg, sofort bei Beginn des Schlafens den Rest des noch vorhandenen Einlaufs wieder ablassen und den Enddarm sauber spülen. Allerdings ist dieses Ablassen und Ausspülen recht problematisch, wenn Sie sich erinnern, daß sich durch Beimengung einer Kontrastflüssigkeit im Röntgen leicht nachweisen läßt, daß sich die Einlaufflüssigkeit bei Eintritt des Schlafes meist schon über den ganzen Dickdarm ausgebreitet hat. Diese so erzielte Allgemeinbetäubung reicht für kleinere Eingriffe oder auch als Grundlage einer angeschlossenen, anders erreichten Allgemeinbetäubung voll aus.

Der Vorwurf der Steuerungslosigkeit des rectalen Vorgehens hat dann KIRSCHNER veranlaßt, den *intravenösen Avertinrausch* anzugeben. Alles Bestreben muß dahin gehen, eben jene, individuell äußerst schwankende Dosis ausfindig zu machen, die Einschlafen und Amnesie verbürgt, ohne daß selbst bei großer Resorptionsbereitschaft des betreffenden Organismus und somit steiler Anflutungskurve des Avertins im Blut eine Gefährdung des Kranken eintreten kann. KIRSCHNER versucht dieses Ziel dadurch zu erreichen, daß er intravenös so lange 3%ige Avertinlösung rasch einlaufen läßt, bis der Kranke einschläft. Eine wenn auch nicht sehr hohe Anfälligkeit für Thrombosen an der Infusionsstelle und die für einen Rausch bzw. für eine reine Einleitung zur Narkose gegebene Umständlichkeit des Verfahrens, das den psychischen Schok doch nicht ganz oder zumindest viel weniger vermeidet als der rectale Einlauf, sei vorläufig festgestellt.

Die *Tropfnarkose mit Avertin*, die rectale Beibringung des Avertins in kleinen Einzeldosen in Form eines Tropfklysmas hat sich nicht bewährt, so daß ich mich dabei nicht weiter aufzuhalten brauche. Ich wollte sie nur der Vollständigkeit halber erwähnen.

Die *Avertinvollnarkose* wird bewußt so dosiert, daß dadurch eine tiefe und längerdauernde Allgemeinbetäubung, die auch die Durchführung großer und ausgedehnter Eingriffe erlaubt, erreicht wird und zwar ohne Hinzufügen eines zweiten anders gearteten Narkoticums; gelingt es nicht, diese Absicht mit einer Dosis zu erreichen, so werden in gewissen Zeitabständen noch weitere Avertinzusatzdosen wieder rectal verabreicht. Sie vereinigt alle jene großen Gefahren und Nachteile, die ich Ihnen bei der allgemeinen Erörterung der Rectalnarkose angeführt habe; sie ist starr und unsteuerbar.

Der Standpunkt der Klinik EISELSBERG gegenüber diesen verschiedenen Verfahren ist folgender. Ungeachtet der Anzeigestellung zur Avertinverwendung überhaupt, die wir am Ende unseres heutigen Kollegs erörtern wollen, lehnen wir die Avertinvollnarkose und auch den intravenösen Avertinrausch ab. Wir verwenden ausschließlich den rectalen Avertinrausch, mit anderen Worten, wir machen keine reinen Avertinnarkosen, sondern verwenden Avertin nur im Rahmen von Kombinationsverfahren als Grundlage, als Basisnarkose und verwenden zur individualisierenden Gipfelführung dieser Kombinationsverfahren Medikamente und Methoden, die wir besser und genauer dosieren können, die vor allem augenblicklich unterbrochen werden können, während ihre Ausscheidung fortlaufend weitergeht oder unterhalten werden kann. Sie werden sich erinnern, was ich Ihnen in früheren Vorlesungen darüber gesagt habe. Dann gibt es aber auch keine Versager der Avertinnarkose, wie dies bei der Avertinvollnarkose nicht so selten der Fall ist, dann werden Sie auch keine Avertintodesfälle erleben.

Der Ablauf der Narkose ist etwa folgender: Der Kranke schläft unter angenehmen, rauschartigen Empfindungen ein, ohne dies, wenn Sie ihn nicht unterrichtet haben, mit dem verabfolgten Einlauf kausal zu verknüpfen, besonders dann, wenn Tage hindurch alle Morgen ein solcher Einlauf, allerdings ohne Avertin verabreicht worden war. Das schlagartige Einschlafen binnen weniger Minuten ist schlecht, es bedeutet Überdosierung. Avertin schafft auch eine retrograde Amnesie in vielen Fällen, so daß meist der ganze Morgen in der Erinnerung ausgelöscht ist. Der Blutdruck sinkt, anfangs weniger, im Verlaufe des Eingriffes stärker; die Atmung wird langsamer, anfangs im Kompensationswege tiefer, später aber auch oberflächlicher als normal. Daraus ergibt sich auch bei der Avertinnarkose, die den Kranken nicht schwerer gefährdet, regelmäßig eine mehr oder weniger deutliche Cyanose des Gesichts, die Sie nicht erschrecken soll, die Sie aber zu genauester Beobachtung des Kranken verpflichtet. Daß Sie die Atemwege frei halten und einen zurückgesunkenen Unterkiefer vorziehen, ist natürlich selbstverständlich. Aber auch bei Einhaltung dieser Maßnahmen werden Sie dieser eben geschilderten Cyanose immer wieder begegnen.

Und diese oberflächliche Atmung, die auch eine Verschiebung des Wasserstoffionenstoffwechsels nach der saueren Seite bedingt, hält nicht selten durch mehr als 48 Stunden an. Der außerordentliche Einfluß des Avertins auf die Atmung wurde auch im Tierversuch festgelegt. Die Reflexe schwinden bei guten Narkosen in Abhängigkeit von den Dosen. Zu Beginn der Betäubung werden nur selten und meist leichte Excitationen beobachtet, hingegen wurden nach der Narkose häufiger und zum Teil heftige Erregungszustände gesehen. Auch die Dauer der Allgemeinbetäubung ist weitgehend abhängig von der Dosierung, aber auch vom Zustande des Organismus, wie ich Ihnen heute schon bei der Dosierung ausgeführt habe.

Avertin wird zuerst im Körper unwirksam gemacht und dann erst ausgeschieden. Das Avertinmolekül bleibt dabei erhalten, es wird nur an Glukuronsäure gebunden und so Urobromalsäure gebildet. Dieser Entgiftungsvorgang wird durch kein bestimmtes Organ, wie man anfangs vermutet hatte, durchgeführt, er erfolgt ubiquitär im ganzen Körper. Im Hinblick auf diese Tatsache besteht also kein Grund, wegen einer primären isolierten Organschädigung die Verwendung von Avertin abzulehnen. Im Hungerzustande ist die Entgiftungszeit wesentlich verlängert. Dabei darf der Zuckerstoffwechsel weitgehenden Schwankungen unterworfen sein, ohne daß die Glukuronsäurepaarung des Avertins geändert wird. Dagegen wird die Entgiftungszeit durch Thyroxin bedeutend herabgesetzt. Die Ursache dafür können Sie vielleicht darin sehen, daß die Schilddrüse ein Aktivator jeglicher Zelltätigkeit ist, oder, wie v. MIKULICZ dies so treffend ausgedrückt hat: die Schilddrüse ist ein Multiplikator. Es wäre vorstellbar, daß durch einen solchen oder ähnlichen Vorgang die Entgiftung beschleunigt wird.

Als Ausscheidungsorgane kommen lediglich die Nieren in Frage, wenn auch Spuren von Brom in Schweiß und Galle nachweisbar sind. Diese Ausscheidung setzt relativ rasch ein, schon nach 45 Minuten lassen sich erhebliche Mengen im Harn nachweisen; sie erstreckt sich aber auf länger als 24 Stunden, wenn die Hauptausscheidung auch innerhalb der ersten 24 Stunden beendigt ist. Unter Thyroxinwirkungen werden in 12 Stunden schon 75% ausgeschieden. Was bedeuten diese Zeitspannen aber für einen durch Krankheit und Eingriff schon an sich geschädigten Organismus; wozu drängen Sie diese Feststellungen, wenn Sie gehört haben, daß nach tiefster Äthernarkose nach fünf Minuten die Hälfte, nach zwei Stunden alles Narkoticum bis auf Spuren den Körper verlassen hat, wenn Sie hören werden, daß die Gasnarkosen noch kürzere Ausscheidungszeiten aufweisen? Doch nur zu der einen Überlegung, Avertin nur dann zu verwenden, wenn Sie die Vorteile seiner Anwendung benötigen, Avertin nur in solchen Mengen einzuverleiben, daß Sie eben diese Vorteile noch erzielen, aber auch nicht um ein Quentchen mehr. Und Sie werden in dieser Überzeugung bestärkt werden, wenn wir uns nun mit den üblen Folgen und Zufällen, mit den *schädlichen Einflüssen des Avertins* auf den Organismus und seinen Stoffwechsel beschäftigen werden.

Die Narkosebreite ist an sich größer als die des Äthers; dieser Vorteil wird aber durch die Ausscheidungsverhältnisse belanglos.

Die Frequenzverminderung der Atmung bei anfänglich steigendem Einzelvolumen, das aber bald stark herabgesetzt wird, haben wir schon festgestellt. Die in Avertinschlaf befindlichen Kranken atmen nicht nur seltener, sondern auch oberflächlicher. Das Minutenvolumen sinkt stark unter die Norm. Diese Störungen, die keine Rhythmusstörungen sind, sind rein zentral bedingt. Lobelin ist wenig und nur ganz vorübergehend wirksam. Coffein und, falls überhaupt noch geatmet wird, Kohlensäure sind vorzuziehen. Eine solche Atemstörung kann, wie ich Ihnen ausgeführt habe, infolge Überdosierung eines ungeübteren Narkotiseurs auch einmal bei der Äthernarkose auftreten. Nur liegt die Ursache bei der Äthernarkose in einer unsachgemäßen Anwendung des Narkoticums, ist also vermeidbar, während sie beim Avertinschlaf in der dem betreffenden Kranken eigentümlichen, vorher nicht immer erfaßbaren Körperbeschaffenheit gegeben und somit nicht vermeidbares Schicksal ist. Weiter kann die Ätherzufuhr augenblicklich unterbrochen werden, die Unterbrechung der Avertinresorption durch eine Darmspülung kommt meist schon zu spät. Und schließlich können Sie durch künstliche Atmung die Blutkonzentration des Äthers binnen fünf Minuten auf die Hälfte herabsetzen, während eine ins Gewicht fallende Beschleunigung der Avertinentgiftung praktisch nicht möglich ist.

Die Verschiebung des Säure-Basen-Gleichgewichtes wurde schon erwähnt; daß demnach Diabetiker oder sonst stoffwechselerschöpfte Menschen für die Avertinnarkose ungeeignet sind, muß ich Ihnen wohl nicht näher ausführen.

Die Blutdrucksenkung ist eine fortlaufende. Namentlich der periphere Kreislauf ist es, der unter der Avertinwirkung leidet, wahrscheinlich durch Beeinflussung des zentralen Vasomotorenzentrums im lähmenden Sinne. Die Herzkraft selbst scheint nicht beeinflußt, das Elektrokardiogramm bleibt unverändert. Betreffs peripherer Kreislaufwirkung stellt H. EPPINGER das Avertin in eine Linie mit Chloroform; die weitere Folge ist auch hier die fortlaufende Verkleinerung der zirkulierenden Gesamtblutmenge, die Verkleinerung des Schlagvolumens, die unaufhaltsam steigende Kollapsbereitschaft des so behandelten Organismus.

In diesen beiden geschädigten Organsystemen, Atmung und Kreislauf, spielen sich auch die hauptsächlichsten *üblen Zufälle* der Avertinnarkose ab. Sie können Atemstörungen zu Beginn der Narkose beobachten; dann handelt es sich entweder um mechanisches Geschehen (Fremdkörper, Unterkiefer, Zunge) oder um Überdosierung, gelegentlich auch um ungünstige Wirkung des eventuell verabfolgten Pränarkoticums durch Kumulierung schädlicher Wirkungen auf das Atemzentrum. Atemstörungen im späteren Verlauf der Betäubung sind reine Avertinfolge, wenn nicht Eingriff oder dessen unmittelbare Folgen die Ursache sind, was gelegentlich immer wieder einmal vorkommen wird (Trachealkompression, Blutung in die Atemwege, schädelbasisnahes

Arbeiten, hirndrucksteigerndes Handeln bei an sich erhöhtem Hirndruck usw.). Spätatemstörungen nach beendigtem Eingriff können an sich nur mechanisch bedingt sein. Sie dürfen aber nicht vergessen, daß durch die starke Acidose infolge der Avertinverabreichung das Atemzentrum an sich geschädigt ist und demnach an Widerstandskraft erheblich eingebüßt hat. Die Bedeutung der intermittierenden Kohlensäureinhalationen ist auch in diesem Falle eine geradezu souveräne. Zur Vermeidung von Kreislaufstörungen werden Sie schon vor Beginn der Avertinnarkose Ephetonin oder eines seiner Analoga prophylaktisch verabreichen und dem Kreislauf von vornherein dadurch eine gewisse Stütze bieten. Im Verlauf der Narkose haben sich zur Kreislaufstützung vor allem Strychnin, aber auch Cardiazol und Coramin bewährt.

Das Erbrechen nach dem reinen Avertinschlaf ist selten; Lungenkomplikationen sind nicht häufiger — man könnte dies infolge des gelegentlich recht langen Nachschlafens und der darniederliegenden Atmung a priori befürchten — aber auch nicht seltener als nach anderen Betäubungsverfahren. Diese Feststellung wird Sie nach den seinerzeitigen Ausführungen über die Ursachen der postoperativen Pneumonie nicht sehr verwundern. Auch für Thrombose und Embolie gilt dieselbe Feststellung, nicht mehr und nicht weniger. Darmstörungen werden heute kaum jemals mehr beobachtet; Sie können Sie durch die erläuterten Vorsichtsmaßregeln sicher vermeiden.

Ich bin Ihnen nun noch genauere Angaben über die *Todesfallsstatistik* der Avertinnarkose schuldig. Ich muß sie Ihnen leider schuldig bleiben, weil diesbezügliche genaue Zahlen nicht vorliegen. Ich möchte Ihnen nicht Zahlen nennen, die aus der Einführungszeit stammen, weil Sie so ein falsches Bild in ungünstigem Sinne erhalten würden; ich fürchte aber eine zu günstige Angabe zu machen, wenn ich die Zahlen aus der letzten Zeit bringe. Aus dem Vorgebrachten ergibt sich ohne weiteres, daß außerdem Zahlen vermengt werden, die nicht vergleichbar sind. Ergebnisse einer Reihe von Avertinbasisnarkosen werden vielleicht andere sein als die einer Serie von bewußt erzwungenen Avertinvollnarkosen. Sie hören auf der einen Seite, daß die erste halbe Million durchgeführter Avertinnarkosen bald voll sein wird. Sie dürfen aber doch nicht alle in einen Topf geworfen werden; sie bieten deshalb auch keine einheitliche Grundlage für Berechnungen von Sterblichkeitsziffern. Sie können mir glauben und ich hoffe es Ihnen auch bewiesen zu haben: die Avertinbasisnarkose bewegt sich in Gefahrengrenzen, die die anderer Verfahren nicht wesentlich überschreiten dürften; die Avertinvollnarkose ist ohne Zweifel gefährlich und wird immer wieder Menschenleben kosten.

Der *Vorteil* der Avertinnarkose ist unabweisbar. Und jeder Arzt, der seine Kranken nicht nur körperlich, sondern auch seelisch zu erfassen und dementsprechend zu behandeln trachtet, wird das völlig unbewußte Hinübergleiten in die Narkose und die meist vollständige Amnesie, wie es Avertin in rectaler Anwendung ermöglicht, gelegentlich nicht missen wollen. Humanität bis zum äußersten ist das Kennzeichen der Methode, wie sich ANSCHÜTZ äußert, aber sie darf nicht durch Gefährdung unserer Kranken erkauft werden und ich wiederhole ein anderes Wort von ANSCHÜTZ: „Psychische Schonung ist gut, somatische Schonung ist besser." Zu diesem großen Vorteil der Schonung der Psyche des Kranken kommt noch der Wegfall des sogenannten Narkosekaters, der für den Kranken äußerst angenehme Nachschlaf und der Wegfall der Maske und der Ätherdämpfe als Annehmlichkeit für den Operateur. Der Avertinschlaf ist aber auch im klinischen Betrieb sehr bequem, weil es nichts ausmacht, wenn der Kranke eine Weile vor Beginn des Eingriffs schon schläft; er schläft die gleiche Zeit, ob Sie sofort oder ein wenig später operieren; es sind auch keine langen Vorbereitungsmaßnahmen nötig.

Diesen unleugbaren, großen Vorteilen steht eine Summe von *Nachteilen* gegenüber, die ich noch einmal entsprechend der Wichtigkeit dieser Überlegungen ganz kurz zusammenfassen möchte; Schwierigkeit der Dosierung durch große individuelle Toleranzschwankungen und Resorptions- wahrscheinlich auch Entgiftungsverschiedenheiten; Unbeeinflußbarkeit des Ablaufs der einmal eingeleiteten Narkose; ungünstige und schädliche Wirkung des Avertins auf Atmung und Kreislauf.

Daraus ergeben sich unschwer *Anzeigen* und *Gegenanzeigen* für den Avertinschlaf. Sie werden Avertin dort verwenden, wo die erkrankte Psyche an sich im Vordergrund des klinischen Bildes steht: denken Sie an den angstvoll zitternden Basedowkranken, an den schweren Neurastheniker und die ausgeprägte Hysterica; denken Sie aber auch an den nervösen, verbrauchten Großstadtmenschen, dem Sie auch mit Rücksicht auf seine postoperative Leistungsfähigkeit jeden Mehrverbrauch an Energie ersparen sollen, wenn Sie es gefahrlos tun können. Und dies führt zur zweiten Forderung unserer Anzeigestellung. Sie sollen nur eben gerade soviel Avertin verwenden als Sie zur Schonung der Psyche brauchen, als Sie zur bewußten Täuschung der Kranken über Operationstermin und -zeit benötigen, aber auch nicht ein bißchen mehr, weil jeder Bruchteil eines Kubikzentimeter die Gefahr für den Kranken erhöht und weil diese Gefahrenerhöhung nicht nötig ist. Denn zur eigentlichen Schmerzverhütung sollen Sie Avertin nicht mehr verwenden, namentlich dann nicht, wenn Sie dazu Dosen nötig haben, die über den zumeist ungefährlichen liegen; ich sage absichtlich zumeist, weil ich glaube, daß es im Bereiche der überhaupt wirksamen Mengen für jeden Kranken und in jedem Falle wirklich ungefährliche Dosen nicht gibt. Die eigentliche Schmerzverhütung des Somas können Sie mit viel ungefährlicheren Mitteln erzielen. Avertin ist angezeigt zur Dauervollnarkose beim Tetanus, wie dies LAEWEN zuerst versuchte. Sie müssen nur durch intermittierende Kohlensäureinhalation die Lunge vor Schaden behüten, die Acidose durch Zuckertropfklysmen bekämpfen und den Kreislauf andauernd mit Ephetonin stützen. Bei Gesichtsplastiken, bei Notwendigkeit der ausgedehnteren und längerdauernden Anwendung von Thermo- oder Elektrokauter werden Sie die Avertinnarkose sehr begrüßen müssen, wie ja überhaupt Eingriffe an Kopf und Hals darin sehr gut ausführbar sind, desgleichen an Stamm und Extremitäten.

4*

Eine Gegenanzeige sehen wir an der Klinik Eiselsberg in folgenden Umständen gegeben: Kurzdauernde Eingriffe; sie stehen in keinem Verhältnis zur Größe der Schmerzverhütung; Sie sollen auch in diesem Falle nicht mit Kanonen auf Spatzen schießen. Shock und Kollaps, Anämie und Bluterkrankungen, Wasserverarmung, Kachexie, Leber- und Nierenschädigungen, Diabetes und schnelle Reduktion der atmenden Lungenoberfläche. Namentlich in letzterem Falle wird nämlich dann neben der Störung der inneren Atmung durch Verkleinerung der zirkulierenden Blutmenge auch die äußere Atmung beeinträchtigt, ohne daß sich der Organismus dieser raschen Verminderung des Sauerstoffangebotes anpassen kann, was natürlich zur Katastrophe führen muß.

Es ist ein zwiespältig Ding um die Avertinnarkose; unser Herz sagt ja, unser Verstand und namentlich unser Gewissen muß aber nein sagen. Bei Ihnen wird es liegen, den richtigen Mittelweg zu finden, das für den Kranken und seine Sicherheit wertvollste Kompromiß zwischen Herz und Gewissen zu erzielen. Ich hoffe, Ihnen bei dieser schweren Entscheidung mit den heutigen Ausführungen etwas an die Hand gegangen zu sein.

In die Gruppe der Schlafmittelnarkosen, die ja unser heutiges Thema darstellt, gehören weiter die Barbitursäureabkömmlinge, mit denen in den letzten Jahren immer wieder der Versuch unternommen wurde, durch intravenöse Einverleibung Allgemeinbetäubungen von ausreichender Tiefe und Dauer zu erzielen. Ich sage absichtlich „Versuch"; und es sind bis heute Versuche geblieben. Soviel sei schon eingangs unserer diesbezüglichen Besprechung festgestellt. Es handelt sich um Somnifen, Numal, Pernokton, deren Strukturformeln ich Ihnen und mir erspare.

Sie kranken an demselben Grundübel wie die Avertinvollnarkose, nur daß hier die einmalige Überschwemmung des Organismus mit einem Schlage im Laufe weniger Minuten erfolgt, daß also womöglich noch schlechtere Ausgangsbedingungen sind als bei der rectalen Avertinnarkose. Auch sie bedrohen Kreislauf und Atmung, auch bei ihrer Verwendung kommt es leicht zum Vasomotorenkollaps bzw. kritischer Blutdrucksenkung mit parallel gehender Verminderung der Atemleistung. Die Reflexe bleiben bei der üblichen Dosierung erhalten, sind nicht selten bis zum Auftreten von Fuß- und Patellarklonus gesteigert. Will man mit diesen Schlafmitteln eine Operationsreife erzielen, so ist man gezwungen, einen knapp untertödlichen Vergiftungszustand herbeizuführen. Zusammenfassend kann gesagt werden, daß die eben genannten Hypnotica der Barbitursäurereihe zu Narkosezwecken nicht geeignet sind. Es erscheint mir daher zwecklos, auf Einzelheiten einzugehen und Sie mit Tatsachen zu belasten, die Sie nicht kennen müssen, die Sie gar nicht kennen lernen sollen, damit Sie nicht am Ende doch in Versuchung geführt werden, sie in die Praxis umzusetzen.

Ich möchte das heutige Kolleg mit einer Bitte beenden. Sie werden es nicht so selten erleben und wahrscheinlich wird es sich in Zukunft noch viel häufiger ereignen, daß Kranke zu Ihnen kommen mit der Zumutung: Ich lasse mich operieren, aber nur in Avertin-, nur in Pernoktonnarkose. Daran ist die Popularisierung dieser Verfahren in den Tageszeitungen schuld. Seien Sie standhaft und bleiben Sie es auch. Erst wenn keinerlei Gegenanzeigen zu finden sind, erst nach Besprechung mit dem betreffenden Operateur, wenn Sie es nicht selber sind, dürfen Sie Konzessionen machen und dies auch nur höchstens so weit, daß Sie die Allgemeinbetäubung mit einem dieser Mittel einleiten. Aber machen Sie keine Schlafmittelvollnarkosen, Sie würden es immer wieder mit dem Leben des einen oder anderen Ihrer Kranken büßen müssen. Und solche Möglichkeit verstößt doch gegen die Grundforderung, die wir zusammen für jedes Schmerzverhütungsverfahren erhoben haben: gegen die Sicherheit Ihrer Kranken.

Siebente Vorlesung.

Die Gasnarkose mit Stickoxydul; Äthylen; Narcylen.

„Gentlemen, this is no humbug." Mit diesen Worten konnte WARREN die erste in Äthernarkose durchgeführte Operation 1846 vor dem gleichen Forum schließen, vor dem er zwei Jahre zuvor mit WELLS zusammen versucht hatte, in Stickoxydulnarkose einen Eingriff auszuführen, welcher Versuch durch widrige äußere Umstände, nicht aus grundsätzlichen Ursachen mißlungen war. WELLS beging Selbstmord, der Äther hatte gesiegt. Heute beginnt der Pendel wieder nach der anderen Seite auszuschlagen, der Äther wird durch das Stickoxydul in den Hintergrund gedrängt, ohne daß dies ganz gelingt, wie Sie aus dem gleichfalls amerikanischen Bonmot zur Gasnarkose: just a little ether ersehen können. Stickoxydul ist das am längsten als chemischer Körper bekannte Narkoticum; es wurde 1776 von PRIESTLY entdeckt. Aber es waren keine richtigen Narkosen, die damit durchgeführt wurden; das Einatmen des Gases verursachte einen rauschähnlichen Zustand, Schwunghaftigkeit der Ideen, Heiterkeit und lautes Lachen. Daher wurde auch der Name „Lachgas" gewählt. Immerhin kannte man schon seit 1800 durch DAVY auch die Tatsache, daß in diesem eben geschilderten Zustand eine leichte Anästhesie besteht. Die Zahnärzte verwendeten das Lachgas dann zu kurzen Schmerzbetäubungen; aber 1879 führte PEAN schon eine Mamma-Amputation in dieser Narkose aus. Die weitere Auswertung des Verfahrens war dann durch die Konstruktion zweckmäßiger und zielsicherer Verabreichungsapparaturen gegeben, nicht zuletzt durch die Herstellung eines verläßlich reinen Gases in Deutschland seit wenigen Jahren.

Ich bin etwas ausführlicher in der Erörterung der Geschichte der Stickoxydulnarkose geworden als ich es bei den anderen Narkoticis war und dies aus zwei Gründen. Weil Sie erstens daraus sehen, daß oft durch Zufälle große Entdeckungen vereitelt werden können, weil Sie daraus auch lernen, daß es nicht nur das Narkoticum ist, das man haben und in seinen Eigenschaften kennen muß, sondern daß man es auch richtig dosieren und verabreichen können muß, wenn man praktische Erfolge erzielen will.

Die Darreichung geschah anfangs so, daß man abwechselnd Lachgas und Luft, später Lachgas und Sauerstoff gab und geben konnte, während wir heute grundsätzlich von einem Gasnarkoseapparat verlangen müssen, daß er die gleichzeitige Darreichung zweier oder mehrerer Gase erlaubt und zwar in einer Weise, daß Sie jederzeit über das Mischungsverhältnis der einzelnen Gase ebenso unterrichtet sind wie über die in der Sekunde verabreichte Gasmenge, wobei eine noch relativ handliche Durchführung der Narkose gefordert werden muß. Amerika war in der Entwicklung solcher Apparate führend und so konnte Bevan, ein noch lebender führender Chirurg Chikagos, schon 1911 sagen, daß eine chirurgische Klinik, an der nicht in ausgedehntem Maße Lachgasnarkosen verwendet würden, eine schlecht geführte Klinik wäre.

Das Stickoxydul, N_2O, ist ein geruchloses oder fast geruchloses Gas, das aus chemisch reinem, salpetersauerem Ammoniak hergestellt, durch Abkühlung und hohen Druck verflüssigt und so in die Stahlbomben abgefüllt wird, in denen es in den Handel kommt. Erst beim Entweichen aus diesen Bomben wird es wieder gasförmig, wobei es zu merkbarer Verdunstungskälte kommt. Das Lachgas löst sich in der Blutflüssigkeit sehr leicht und schnell, ist aber an sich ein irrespirables Gas; das heißt, daß es bei ausschließlicher Zuführung reinen Stickoxyduls binnen kurzem infolge Auftreten von Sauerstoffmangel zu Erscheinungen kommt, die eine Erstickung darstellen. Das Lachgas wird aber auch sehr rasch wieder vom Organismus durch die Lungen ausgeschieden, so daß schon fünf Minuten nach Absetzen der Maske, wenn auch zuvor eine lange Allgemeinbetäubung mit dem Gas ausgeführt wurde, keinerlei Spuren von Gas im Blute mehr nachweisbar sind. Erinnern Sie sich vielleicht einen Augenblick an die Ihnen mitgeteilten Ausscheidungsverhältnisse von Äther, Chloroform und gar Avertin in diesem Zusammenhange. Beim normalen Atmosphärendruck kommt es bei einem Mischungsverhältnis von 85% N_2O und 15% O_2, ein Mischungsverhältnis, wie es in praxi kaum jemals erreicht wird, da es in den meisten Fällen dem Sauerstoffbedürfnis des Organismus nicht mehr genügt und daher zur Cyanose führt, nach Trendelenburg höchstens zu einer Blutsättigung für Stickoxydul von 30%, während eine tödliche Wirkung erst bei einer 100%igen Blutsättigung mit Lachgas entsteht. Morphologische Veränderungen infolge der Lachgasnarkose sind bisher nicht bekannt geworden. Kommt ein Stickoxydultod zur Obduktion, so finden Sie die Befunde einer Erstickung, niemals Zeichen, die dem Stickoxydul in irgendeiner Weise eigentümlich wären.

Die *Technik der Stickoxydulnarkose* läßt sich natürlich nur an der Hand der Apparatur gelegentlich der Ausführung einer Gasnarkose lehren. Sie werden Gelegenheit haben, solche Gasnarkosen unter entsprechender Anleitung durchzuführen. Heute nur einige allgemeine Richtlinien. Sie haben nur auf einen einzigen Umstand zu achten, Sie müssen aber auch ununterbrochen darauf Ihre Aufmerksamkeit konzentrieren, weil jeder Augenblick eine Änderung bringen kann, die Gefahr für das Leben des Kranken bedeutet: das ist die Farbe des Gesichts, im besonderen die Farbe der Ohrläppchen, die vor jeder Stauung beschützt werden müssen, damit sich dadurch keine Fehlbeobachtungen ergeben. Solange die Hautfarbe rosig ist, solange keine Cyanose besteht, haben Sie an der Gaszufuhr nichts zu ändern; auch dann nicht, wenn der Operateur mit der Tiefe der Narkose nicht zufrieden ist. Denn das muß der zweite Grundpfeiler Ihrer Technik sein; haben Sie einmal die Grenze des Sauerstoffmangels ermittelt, die eben jener Organismus noch verträgt, ohne mit einer Cyanose darauf zu reagieren, dann dürfen Sie nicht die Narkose vertiefen wollen durch eine weitere Verschiebung des Verhältnisses Lachgas: Sauerstoff zu ungunsten des letzteren, weil dies unter allen Umständen Gefahr bedeutet, sondern Sie müssen die für die Durchführbarkeit des Eingriffes nötige Narkosetiefe durch Hinzufügen eines anderen Narkoticums zu erzielen suchen. Just a little ether! Denn es ist ganz und gar unzulässig, eine reine Lachgasnarkose erzwingen zu wollen. Bevor Sie die Narkose beginnen, passen Sie Ihre Maske genau an, wofür Ihnen eine gewisse Auswahl an verschiedenen Größen zur Verfügung stehen soll. Denn die Maske muß luftdicht schließen, ebenso wie das ganze System luftdicht sein soll, wovon Sie sich gleichfalls vor Beginn der Gasnarkose überzeugen wollen, da sonst jeder Versuch einer Allgemeinbetäubung hinfällig wird. Sie werden sich aber auch vom Füllungsgrad Ihrer Gasbomben überzeugen, wiewohl dies für die Stickoxydulbombe nur nach Wertung der mit derselben Bombe schon durchgeführten Narkosestunden oder nach Gewicht möglich ist. Sie sollen daher immer eine neue Lachgasbombe zum Wechsel zur Hand haben, der sich ja binnen weniger Minuten ohne weiteres durchführen läßt. Sie sollen sich auch vom Verbrauchzustande Ihrer Rückatmungspatrone ein Bild machen und schließlich für alle Fälle den Ätherbehälter auffüllen. Daß Sie als Narkotiseur auch die sonstigen Vorbereitungen durchzuführen haben, die im Rahmen der Kombinationsnarkose nötig sind, ist selbstverständlich, soll aber später im Zusammenhange besprochen werden. Hier nur soviel, daß reine Stickoxydulnarkosen wohl immer seltener werden dürften, wodurch zweifellos Ihre Gefahr wesentlich absinken wird.

Der Verlauf der Stickoxydulnarkose ist ein sehr ruhiger. Erregungszustände sind bei der reinen Stickoxydulnarkose an sich nicht nennenswert und häufig; bei entsprechender Kombination mit pränarkotischen Schlafmitteln kommen Sie überhaupt kaum jemals zur Beobachtung. Erbrechen tritt manchmal auf, besonders dann, wenn Sie unter Überdruck arbeiten, was heute doch wohl schon wieder ein überwundener Standpunkt ist, da dann Gas in den Magen eingepreßt, zumindest reichliche Gelegenheit zum Gasschlucken gegeben wird. Sie entfernen natürlich sofort die Maske, lassen den Kranken erwachen, tüchtig aushusten, worauf Sie nach Reinigung von Kranken und Maske die Narkose ruhig wieder fortsetzen. Sie müssen auch mit der Stickoxydulnarkose etwas Geduld haben. Weil schon nach wenigen Atemzügen das Bewußtsein schwindet, ist noch nicht das Optimum der Blutsättigung und die maximal erzielbare Narkosetiefe erreicht; dazu benötigen Sie im allgemeinen 10—15 Minuten. Und solange sollen Sie mit dem Beginn der Operation auch warten! Sie erreichen mit der

reinen Lachgasnarkose keine regelmäßige Muskelentspannung, Sie
werden sie sogar nur in ganz seltenen Ausnahmefällen beobachten
können. Das müssen Sie aber wissen, damit Sie von dem Verfahren
nicht mehr verlangen als es zu leisten vermag. Sie kommen um die
Tatsache eines gewissen Sauerstoffminimums nicht herum; und wenn
Sie herumzukommen glauben, dann werden Ihre Kranken büßen müssen.
Atmung und Kreislauf bleiben gänzlich unberührt, die Pulsfrequenz
ist leicht gesteigert; der Blutdruck steigt eher etwas an, die zirkulierende
Gesamtblutmenge wird nicht vermindert; die Leber wird funktionell
nicht beeinflußt, es kommt zu keiner Acidose, zu keiner Alteration
des Zuckerstoffwechsels, zu keinerlei Veränderungen im Harn, die
Atemwege werden durch das reizlose Gas nicht in Mitleidenschaft
gezogen — aber dies alles nur, wenn es zu keiner Cyanose kommt,
wenn das Sauerstoffbedürfnis des Organismus eben noch befriedigt
wird. Es wäre somit herrlich um die Eigenschaften der Stickoxydulnarkose bestellt, wenn nicht auch hier ein „Wenn" käme, wenn die
narkotische Wirkung intensiver wäre; sie ist aber im Verhältnis zu den
anderen Narkoticis gering. Sie erstreckt sich in der Hauptsache auf
die Bewußtseinssphäre und das Schmerzempfinden; die Nervenerreg-
barkeit wird individuell sehr verschieden und oft nur unvollkommen
beeinflußt. Daß es nicht gelingt, eine Entspannung der Muskulatur
zu erzielen, wird nach diesen Feststellungen, die von FRANKEN auch
im Selbstversuch ermittelt wurden, nicht wundernehmen. Das Erwachen erfolgt ganz rasch nach Entfernung der Maske oder genügender
Sauerstoffzufuhr bei Fortfall des Gases. Unangenehme Nachwirkungen
fehlen fast gänzlich. Die Bereitschaft zum postoperativen Kollaps
wird durch die Lachgasnarkose weitgehend herabgesetzt, wozu allerdings auch die im Atmungsgemenge besonders bei zeitweise ausgeschal-
teter Rückatmungspatrone vorhandene Kohlensäure ihr Teil beitragen mag.

Die Wirkung des Stickoxyduls beruht auf dem Ausschluß des Sauer-
stoffs von den Nervenzentren. Durch künstliche Atmung werden
Tiere rasch wieder zum Leben gebracht, auch wenn schon Herzstillstand
eingetreten war, weil nicht ein Gift die Einstellung der Herztätigkeit
verursacht hatte, sondern allein der Mangel an Sauerstoff.

Es gibt demnach auch entsprechend dieser eben geschilderten Beeinflussung des Organismus durch die Stickoxydulnarkose mangels
anderer Schadenwirkung auch nur einen einzigen *üblen Zufall*; und
das ist der Atemstillstand durch Erschöpfung des Atemzentrums infolge Sauerstoffmangels, nicht infolge Überdosierung. Diese Tatsache
müssen Sie deshalb immer bedenken, weil Sie in keinem Augenblick
der Narkose davor sicher sind; diese Feststellung muß Ihnen deshalb
immer vor Augen schweben, weil Sie sich auch nicht zu Beginn der
Narkose in Sicherheit wiegen dürfen, etwa aus der Überlegung heraus,
daß Sie ja noch nicht viel Gas gegeben hätten und daher auch nichts
passieren könnte. Das ist ein grundlegender Unterschied gegenüber
der Tropfnarkose auf dem Einatmungswege, der eben in der Art der
Wirkung der Stickoxydulnarkose begründet ist. Sie narkotisieren ja

eigentlich, übertrieben ausgedrückt, nicht mit dem Lachgas, sondern mit dem durch seine Einverleibung hervorgerufenen Sauerstoffmangel; dieser ist es also, der genau dosiert werden muß, auf dessen Dosierung es allein ankommt. Diese Größe des erträglichen Sauerstoffmangels variiert nun allerdings sehr bei den verschiedenen Menschen, auch beim Einzelindividuum durch Krankheit und Eingriff — denken Sie an eine akute Verringerung der Sauerstoffträger durch Blutung, an eine unmittelbare Oxydationshemmung des Gesamtorganismus etwa durch größere Avertinmengen — und Sie müssen sich dieser sich auch noch während des Eingriffes manchmal verschiebenden Größe anpassen. Im allgemeinen werden Sie aber diese Größe des Sauerstoffbedürfnisses nach kurzer Zeit, und in um so kürzerer, je größer Ihre Übung in diesem Verfahren ist, ermitteln und nun als nicht überschreitbare Grenze zu respektieren haben. Es gibt nur eine Gefahr der Lachgasnarkose und das ist Nichtbefriedigung des Sauerstoffbedürfnisses, visuell ausgedrückt, die Cyanose! Dazu gehören aber zwei Momente, die ich schon erwähnt, die ich aber bei ihrer Wichtigkeit noch einmal wiederholen möchte.

Erstens angespannteste Aufmerksamkeit des Narkotiseurs! Sie ist nicht so leicht durchzuhalten bei der Gasnarkose, wie dies auf den ersten Blick aussieht. Ihre mechanische Betätigung ist nahezu Null, hier und da ein Nachstellen einer Schraube, ein Drehen am Manometer, das Ausdrücken des Atmungsbeutels oder Ein- und Ausschalten der Rückatmungspatrone — das ist aber auch alles. Sie haben nichts zu tun als den Atmungsbeutel und die Gesichtsfarbe Ihres Kranken zu beobachten und jedes Aufschimmern einer Bläue mit vermehrter Sauerstoffzufuhr zu beantworten. Zweitens muten Sie der Lachgasnarkose nicht mehr zu als Sie nach Ihrem Wissen von ihr verlangen können! Laparotomien in reiner Lachgasnarkose machen zu wollen, ist ein Unding, macht den Operateur ungeduldig, da sie ihn vor unlösbare technische Aufgaben stellt, weil es in der reinen Lachgasnarkose zu keiner wesentlichen Muskelentspannung kommt; der Operateur muß aber eine solche verlangen, weil er sonst die nötigen Maßnahmen nicht mit genügender Verläßlichkeit ausführen kann; gemäß der Übung bei der Äthernarkose gibt der Narkotiseur mehr Gas; es kommt blitzschnell zur Cyanose und gleich darauf ist der Atemstillstand da. Das darf nicht vorkommen, das soll nicht geschehen und wird sich immer wieder einmal bei noch nicht genügender Erfahrung mit der Lachgasnarkose ereignen. Doch auch dann ist das Leben nicht verloren, wenn Sie den Kopf nicht verlieren. Ein Handgriff schaltet die Lachgasbombe ab, ein zweiter Überdruck mit reinem Sauerstoff ein, ein dritter die Rückatmungspatrone aus, daß Ihnen auch der Kohlensäureeffekt zur Verfügung steht. Und Sie werden in der allergrößten Überzahl der Fälle mit solchem Vorgehen, wenn es nur rasch genug einsetzt, in Kürze Erfolg haben und die Spontanatmung Ihres Kranken zurückkehren sehen. Sie haben aber durch Ihr Handeln zweifellos das Leben Ihres Kranken in einer Weise gefährdet, daß Sie das Ende nicht mehr sicher in Ihrer Hand haben. Und dies ist wieder mit Rücksicht auf unsere

Forderung nach größtmöglichster Sicherheit unserer Kranken absolut zu vermeiden. Sie können solches lebensbedrohliches Geschehen vermeiden, wenn Sie dafür Sorge tragen, daß es unter gar keinen Umständen zu einer Cyanose kommt. Und Sie können Sie nur so vermeiden, durch nichts anderes!

Die *Todesfallstatistiken* sind deshalb auch hier nicht ohne weiteres verwertbar, weil ebenso, wie ich Ihnen dies für die Avertinnarkose auseinandergesetzt habe, Verschiedenes vermengt wird. Aus allen diesen, zum Teil in die Hunderttausende von Narkosen gehenden Zusammenstellungen geht nicht hervor, bei welchen Eingriffen und in welcher Dauer die Lachgasnarkosen durchgeführt wurden. Sie werden mir aber zugeben, daß es denn doch einen Unterschied ausmacht, ob man einen Zahn gezogen oder etwa zwei Drittel des Magens reseziert bekommt. Es wurden aber auch Statistiken mitgeteilt, wonach die Narkosesterblichkeit bei der Lachgasnarkose eins von Hundert betragen soll. Ich möchte Ihnen nur eine Zahl der einzigen deutschen Statistik über mehr als 11 000 deutsche Lachgasnarkosen bei größeren Eingriffen von Schröder mitteilen, er fand einen Todesfall auf 2 700 Narkosen. Diese Zahl ist gewiß nicht sehr ermutigend, wenn Sie sich an Serien von 20 000 Äthernarkosen ohne Todesfall erinnern. Sie ist aber dadurch tröstlicher, daß sie sicher in absehbarer Zeit sich bedeutend bessern wird. Die Lachgasnarkose ist in unseren Landen noch neu, die Todesfälle sind wie bei jeder jungen Methode auf Fehler der Technik zurückzuführen, die sich immer mehr werden ausschließen lassen. Sie werden sie sicher verhüten können, wenn Sie es unter keinen Umständen zu einer Cyanose kommen lassen; denn nur diese ist Todesursache oder besser Vorstufe zum lebensbedrohlichen Zustande des Atemstillstandes. Es gibt keine andere Todesursache oder Schädigungsmöglichkeit bei der Lachgasnarkose. Die Technik muß also gelernt sein; es geht nur um ein technisches, nicht um ein grundsätzliches Problem wie etwa bei der Avertinnarkose mit den dem Individuum immanenten Resorptions- und Entgiftungsunterschieden. Sie sind nicht von einer Eigentümlichkeit Ihrer Kranken abhängig, Sie müssen nicht eine individuelle Giftempfindlichkeit fürchten, Sie haben nur Farbe und Atmung Ihrer Kranken zu überwachen und dementsprechend den Gashebel am Apparat zu verstellen. Dann können Sie sicher sein, keinen Tod an Narkose mit Stickoxydul zu verursachen. Es ist, dies sei noch einmal eindrücklichst betont, letzten Endes nicht eine Frage der Dosierung, sondern nur eine solche der Aufmerksamkeit, der Methodik, wenn Sie wollen, um die es geht. Ich gebe zu, daß diese Methodik gelernt sein will. Aber auch ein guter Äthernarkotiseur fällt nicht vom Himmel, und wenn beim Avertin die Darreichung einfacher ist, so ist dort die Dosierung ungleich schwieriger und verantwortungsvoller, entstandener Schaden aber kaum beeinflußbar.

Diese an sich geringe Leistungsfähigkeit einerseits, das bei auch nur leichter Überspannung der Anforderungen an dieses Verfahren sich einstellende Gefahrenmoment andererseits ist der Grund, daß ich Sie vor der reinen Stickoxydulnarkose warnen muß. Sie sollen in derselben höchstens nur kleine Eingriffe an Stamm und den Extremitäten ausführen. Ansonsten kombinieren Sie die Lachgasnarkose immer mit anderen Schmerzverhütungsverfahren, indem Sie entweder vor Beginn der Narkose ein Schlafmittel geben und diesem so erzielten Dämmerschlaf als Basis die Lachgasallgemeinbetäubung aufsetzen oder Sie verabreichen gleichzeitig mit dem Stickoxydul noch ein anderes Inhalationsnarkoticum, als welches nach den bisherigen Vorlesungen nur Äther in Frage kommt. Und schließlich können Sie die vom Lachgas nicht zu verlangende Muskelentspannung durch eine schon in der Lachgasnarkose ausgeführte Leitungsanästhesie mit Novocain erzielen. Soviel darüber für heute; wir werden uns ja eingehend mit diesen Kombinationsverfahren zu beschäftigen haben, weil Sie nur in ihrem Rahmen die großen Vorteile der Stickoxydulallgemeinbetäubung ausnützen können.

Die *Vorteile* lassen sich am besten in folgendem Satz zusammenfassen: Stickoxydul verursacht auch bei langdauernder Verabreichung im Organismus keinen Schaden, sofern dem Sauerstoffbedürfnis des Organismus in genügendem Maße Rechnung getragen wird. Es hat nur einen einzigen *Nachteil*. Neben der teuren Apparatur und dem nicht billigen Gas blockiert die Darreichungsart durch die Maske Gesicht und Kopf des Narkotisierten und ist die Technik der Darreichung etwas schwieriger — Umstände, die bei den großen Vorteilen grundsätzlich nicht ins Gewicht fallen dürfen, wenn Sie auch unter gegebenen Verhältnissen gewiß gelegentlich die Benützung dieses Narkoticums verhindern mögen.

Es erübrigt sich nun noch die Erörterung von *Anzeigen* und *Gegenanzeigen* dieses Verfahrens; Damit sei aber nicht die reine Lachgasnarkose, sondern ihre Verwendung im Vereine anderer Hypnotica oder Narkotica gemeint, denn über die reine Lachgasnarkose haben wir ja schon das Urteil gesprochen.

Mit Ausnahme von den Gasaustausch behindernden Erkrankungen — Zwerchfellhochstand bei Lähmung oder Unwegsamkeit des Darmes, also auch bei Peritonitis, weitgehende Lungenkompression durch gleichgültig welchen raumbeengenden Prozeß im oder am Thorax, Kranke mit Polyglobulie oder besonders großem Sauerstoffbedürfnis — kann sie in allen Fällen angewendet werden, soll aber besonders jenen Kranken zugute kommen, deren Organismus durch konsumierende Erkrankungen, Stoffwechsel-, Kreislauf- oder Nierenschädigungen an sich schon schwer gelitten hat. Im Shock, wenn man mit dem nötigen Eingriff nicht warten kann, bei schwersten Anämien z. B. während oder nach einer Ulcusblutung, die auf Bluttransfusion nicht steht, stellt sie geradezu das Vorgehen der Wahl dar, nicht minder bei schweren Leberschädigungen, bei denen wieder Äther wie auch Avertin zu vermeiden sind.

Die Lachgasnarkose, so verstanden und so verwendet, wie ich Sie Ihnen eben auseinandergesetzt habe, wird sich durchsetzen trotz Rückschlägen, die keinem neuen Verfahren — und trotz dem Umstand, daß es das älteste, bekannte Inhalationsnarkoseverfahren ist, ist es mit den modernen Apparaten im Rahmen der modernen Kombinationsverfahren eine neue Methode — erspart bleiben, trotz Anfeindung und Konkurrenz durch andere Verfahren und deren Anhänger. An dem „Nil nocere" dieses Pharmakons kann man nicht vorübergehen, es gibt kein anderes, so indifferentes Narkoticum als das Lachgas. Ich will zufrieden sein, wenn es mir gelungen ist, im Interesse der Sicherheit Ihrer Kranken auch Ihnen diese Überzeugung einzuflößen.

Im Anschluß an die Erörterung der Stickoxydulnarkose möchte ich Ihnen nun noch einen kurzen Überblick über die anderen, gebräuchlichen Gasnarkosen geben, wiewohl ich darüber keine eigenen Erfahrungen besitze und nur aus dem Schrifttum berichten kann. Relata refero; dies soll mich entschuldigen, wenn diese Schilderung weniger eingehend sein wird.

Auch das *Äthylen*, das in Amerika vielfach zur Gasnarkose verwendet wird, setzt mit Ausnahme von wenig charakteristischen, fettigen Degenerationen in der Leber gleichfalls keine histologisch nachweisbaren Schäden im Organismus. Blutzuckerzunahme und Abnahme des Kohlensäurebindungsvermögens sind bei Verwendung von Äthylen noch geringer als bei der Allgemeinbetäubung mit Lachgas. Auf den Kreislauf wirkt sich Äthylen im Sinne einer Blutdrucksteigerung aus; erst bei tiefer Narkose kommt es zu einer leichten Blutdrucksenkung. Wenn ich der ausgezeichneten Darstellung von FRANKEN weiter folge, so wirkt das Gas auf die Atemwege nicht reizend. Bei Überdosierung erfolgt, lange ehe das Herz angegriffen wird, Atemstillstand. Künstliche Atmung bringt das Äthylen rasch zur Ausscheidung und beseitigt jede Gefahr. In seiner narkotischen Wirkung scheint dieses Gas zwischen Stickoxydul und Acetylen (Narcylen) zu stehen. Es soll aber immer tiefe Narkose zu erzielen sein, wobei soviel Sauerstoff beigegeben werden kann, daß jede Cyanose sicher vermeidbar ist. In diesem Punkt wird allgemein die Überlegenheit des Äthylens über das Stickoxydul betont, desgleichen betreffs seiner muskelentspannenden Wirkung. Als Nachteil wird der Geruch und die Explosionsgefahr hervorgehoben, die allerdings nicht ganz so stark wie die des Acetylens sein soll. Als auslösende Ursache wird allgemein die in der Apparatur aufgeladene statische Elektrizität mit etwaiger Funkenbildung angenommen. Sie soll durch sachgemäße Erdung mit Sicherheit zu vermeiden sein. In Deutschland steht vorläufig gereinigtes, vor allem kohlenoxydfreies Äthylen nicht zur Verfügung.

Auch das von WIELAND und GAUSS zu Narkosezwecken eingeführte *Acetylen* oder wie der Fabrikname des gereinigten Gases heißt, *Narcylen* macht keinerlei Organschäden, setzt keine histologisch faßbaren Veränderungen im Tierkörper und hat eine allen anderen Narkoticis entgegengesetzte Wirkung auf den Kreislauf, da die Einatmung von Narcylen auch ohne jeden Sauerstoffmangel zu einer ausgesprochenen Blutdrucksteigerung, zu einer Vermehrung der zirkulierenden Gesamtblutmenge und zu deren Verschiebung an die Peripherie führt. Sie wäre dadurch die Narkose der Wahl bei Kollaps und Shock, aber auch schon bei durch Eingriff und Krankheit vorhandener Shockbereitschaft, da sie durch ihre Kreislaufwirkung geradezu eine ursächliche

Behandlung dieser Zustände bedeutet. Die Atemwege und die Lungen werden wenig gereizt; nur die Speichelsekretion wird durch Narcylen angeregt, ein Geschehen, das durch pränarkotische Atropingaben wirksam zu bekämpfen ist. Die Atmung wird verlangsamt und vertieft, ja es wird geradezu von einer spezifischen Narcylenatmung gesprochen, deren Ursache in Erregung des Atemzentrums zu suchen wäre. Die Reflexerregbarkeit ist mit den zulässigen Höchstkonzentrationen nicht ganz zu unterdrücken, weshalb auch bei anscheinend großen individuellen Schwankungen eine völlige Muskelentspannung wenigstens häufig nicht erzielt wird. Das Einschlafen erfolgt sehr rasch, das Erwachen nach Aussetzen der Narkose nicht weniger schnell. Die Blutdrucksteigerung kann manchmal bedeutende Höhen annehmen, was für die Verwendung bei Hypertonikern vermerkt sei, und führt gelegentlich zu einer unangenehmen Blutungsvermehrung in der Wunde. Postnarkotische reaktive Blutdruckerniedrigung mit Kollapsneigung wurde beobachtet, weshalb dem Verhalten des Kreislaufs nach Beendigung der Narkose mit Narcylen besondere Aufmerksamkeit geschenkt werden muß.

Sie werden sich wundern, daß wir an unserer Klinik über dieses anscheinend ausgezeichnete Narkoticum mit seiner wunderbaren Kreislaufwirkung, die sicher manches Leben retten kann, das sonst verloren ist, keine persönlichen Erfahrungen besitzen. Und nun muß ich Ihnen zur Begründung dieses anscheinend unentschuldbaren Mangels noch über den Hackenfuß der Narcylenbetäubung berichten, der einen schweren Rückschlag der Einführung dieses an sich ausgezeichneten Verfahrens zur Schmerzverhütung bedeutete. Es erfolgten nämlich relativ kurz hintereinander drei Apparateexplosionen, die Menschenleben kosteten, und zwar ohne Anwesenheit von offenem Feuer. Die bis dort verwendete Apparatur wurde zurückgezogen und eingehende Nachforschungen an den verschiedensten, auch amtlichen Stellen über die möglichen Ursachen und deren Vermeidung angestellt. Die Narcylenapparatur wurde unter den ermittelten Gesichtspunkten neu konstruiert. Nach menschlichem Ermessen sollen nun Apparateexplosionen ausgeschlossen sein. Sie werden es aber begreiflich finden, daß man einem so belasteten Verfahren mit einer gewissen Reserve gegenübersteht und vor allem noch längere Erfahrungen von anderer Seite abwartet, bevor man eines Tages samt den Kranken in die Luft fliegt, was ja auch dem Kranken nicht zuträglich ist.

Sie haben also heute über Gasnarkosen gehört: viele Vorteile, ihre große Gefahrenlosigkeit an sich, aber auch manchen Nachteil. Sie dürfen heute an der Gasnarkose nicht mehr achtlos vorübergehen, sie ist zweifellos die Methode der Zukunft. Und es ist vor allem eine soziale Frage, eine Frage der Wohlhabenheit unseres Volkes, in wie langer Frist sich die Gasnarkose allgemein durchsetzt; denn sie ist teuer und erfordert eine teuere Apparatur. Wenn es aber um die Sicherheit unserer Kranken geht, dann darf oder soll dieser Umstand keine Rolle spielen. Ich kann nur mit dem Wunsche schließen, daß er auch in Bälde für unser Volk tatsächlich keine Rolle mehr spielen möge!

Achte Vorlesung.

Die kombinierte Allgemeinbetäubung; ihr Wesen und ihre Durchführung.

Aufgabe unserer heutigen Vorlesung soll es sein, Sie mit Wesen und Durchführungsart der Kombinationsnarkosen bekannt zu machen, ihre Möglichkeiten nach den verschiedensten Richtungen auszuschöpfen, um so zu den sichersten und verläßlichsten Verfahren zu gelangen, deren spezielle Anzeigestellung noch besonders erörtert wird.

Die Kombination von Arzneimitteln überhaupt ist alt und ihr Ziel war immer, durch Zusammenmischen mehrerer Pharmaka deren Gesamtwirkung zu steigern, ihre Darreichung zu vereinfachen und die Summe ihrer Einzelschäden herabzusetzen. BÜRGIs letzte Fassung seines Gesetzes, oder wie er sich bescheiden ausdrückt, seiner Richtlinie, lautet dahin, daß sich Mittel gleicher pharmakodynamischer Richtung addieren, daß aber eine hyperadditive Wirkung erzielt wird, wenn Pharmaka verschiedener Gruppen mit verschiedenen Angriffspunkten kombiniert werden. Das Wort Potenzierung will BÜRGI nicht mehr gebraucht wissen. Ob dabei diese Einzelkomponenten gleichzeitig oder getrennt in den Organismus eingebracht werden, ist grundsätzlich gleichgültig, wiewohl die zeitlich abgestufte Medikation sich im besonderen Falle der kombinierten Allgemeinbetäubung deshalb empfehlen wird, weil in diesem Falle nicht nur die Mittel, sondern auch die verschiedenen Darreichungsarten kombiniert werden können, wodurch unter Umständen neue Vorteile erzielbar sind. Es sei aber jetzt schon festgehalten, daß wir heute den Leitgedanken einer Kombination von Einzelwirkungen nicht mehr so sehr in einer Steigerung des Gesamteffekts der verabreichten Narkotica sehen, sondern in der Erreichung eines Minimums an Gesamtschaden für den durch Krankheit und Eingriff an sich schon schwer geschädigten Organismus. Ich bin ja schon verschiedentlich im Laufe unserer Vorlesungen auf diese Überlegungen zu sprechen gekommen; bei der großen Bedeutung dieser Richtlinien für unsere gesamte moderne Schmerzverhütung wollte ich aber noch einmal darauf eingehen. Es mußten daher solche Mittel kombiniert werden, die in ihrer Gesamtheit wohl eine genügend tiefe Allgemeinbetäubung gewährleisteten, die aber in ihrer Einzeldosierung so niedrig gehalten werden konnten, daß weder die toxischen Einzelwirkungen den Organismus schädigten, noch auch von ihrer Summation eine Gefährdung zu erwarten war. Dabei mußte, wie schon erwähnt, die Kombination solcher Mittel besonders aussichtsreich erscheinen, die verschiedene Angriffspunkte ihrer Pharmakodynamik aufwiesen, deren schädliche Einzelwirkungen sich vielleicht sogar gegenseitig kompensierten, ohne daß die Addition ihrer narkotischen Wirkung dadurch an Wertigkeit einbüßt, deren Schadenwirkung schließlich, wenn sie schon am gleichen Angriffspunkt zur Geltung kommt, auf verschiedene Weise erfolgt, wodurch nicht nur eine verschiedene, sondern auch gleichzeitig rasch wirksame Bekämpfung dieser Schäden ermöglicht wird.

Das klassische Beispiel der Kombinationsnarkose ist die von BILL-

ROTH angegebene Mischung, obwohl sie genau genommen eine Misch-
und keine Kombinationsnarkose darstellt. Wenn Sie nämlich BILLROTHs
Mischung verwenden, haben Sie Äther und Chloroform in einer Flasche,
in einer Flüssigkeit und sind demnach gezwungen, beide Pharmaka
während der ganzen Betäubung in einem festen Verhältnis zu verwenden,
wodurch einerseits eine gewisse Sicherheit gegen zu großen Chloroformverbrauch — und dieser Umstand schwebte BILLROTH zweifellos vor —
andererseits aber doch eine gewisse Starrheit insofern geschaffen wird,
daß Sie während der ganzen Betäubung auch wirklich Chloroform
verwenden müssen. Sollten Sie also wirklich einmal auf die Kombination Äther-Chloroform zurückgreifen müssen, dann wäre zu empfehlen, daß Sie mit BILLROTHs Mischung den Kranken vorsichtigst
in das Stadium der Toleranz bringen, daß Sie aber dann mit reinem
Äther den Kranken tolerant erhalten, was Ihnen nun auf alle Fälle
gelingen wird.

Es erscheint nun ganz ausgeschlossen, Ihnen alle Arzneimittelkom-
binationen aufzuzählen, die zur Unterstützung oder Durchführung
der Schmerzverhütung im Laufe der Zeit verwendet worden sind.
Ich werde mich auf jene Kombinationen beschränken, die entweder
heute noch Bedeutung besitzen oder doch wenigstens unmittelbare
Vorläufer noch heute in Verwendung stehender Methoden waren, wodurch Ihnen gleichzeitig die schrittweise Entwicklung klargelegt
werden soll.

Grundsätzlich können Sie kombinieren: Inhalationsnarkoticum mit
Inhalationsnarkoticum; Schlafmittel mit Schlafmittel; Schlafmittel mit
Inhalationsnarkotica; und schließlich diese alle mit örtlicher Betäubung oder Leitungsanästhesie in der Ein- oder Mehrzahl. Sie können
aber weiter kombinieren die Darreichung durch Einatmung, auf sub-
kutanem, intravenösem und rectalem Wege, was nicht immer gleich-
bedeutend ist mit der obigen Einteilung, wenn Sie sich an das erinnern,
was ich Ihnen bei den verschiedenen Betäubungsverfahren dargelegt
habe.

Wir wollen mit dem sogenannten *Pränarkoticum* beginnen. Und
wir wollen gleich feststellen, daß der moderne Begriff der „Basisnarkose"
grundsätzlich gar nichts anderes vorstellt. Zweck beider Vorgehen
ist den Kranken in ein für die Zuführung eines neuen Narkoticums besonders empfängliches Stadium zu bringen, ja sein Bewußtsein so weit
zu umdämmern, daß äußere Reize, somit auch das Einsetzen der eigentlichen Narkose gar nicht mehr richtig perzipiert werden. Der Unterschied der beiden Begriffe „Pränarkoticum" und „Basisnarkose" ist
nur ein gradueller und oft nicht das einmal. Auch der Begriff „Dämmerschlaf" besagt nichts anderes. Sie können aber auch schon bei der
Basisnarkose kombinieren, da wir durch die Arbeiten von E. P. PICK
und seiner Schule wissen, daß auch hier insofern verschiedene Möglichkeiten bestehen, als Sie einerseits die großen Assoziationszentren in
Stirnhirn und Schläfenlappen, andererseits aber auch den Hirnstamm
mit seinen vegetativen Kernen beruhigen und einschläfern können,
und zwar im Hirnstamm das von v. ECONOMO postulierte Schlafsteue-

rungszentrum im Übergangsteile des Zwischenhirns zum Mittelhirn. So haben E. P. Pick und seine Mitarbeiter festgestellt, daß namentlich Chloreton, das als Tributan im Handel erhältlich ist, und elektiv auf den Hirnstamm wirkt, die Wirkungsweise von Schlafmitteln, welche vorzüglich das Großhirn beeinflussen, wie Paraldehyd, Chloralose, Bromkalium, auf dem eben angedeuteten Wege wesentlich steigert. Auch die Verstärkung der Schlafwirkung von Morphium durch Chloreton scheint nicht allein auf der Ausschaltung des Großhirns durch Morphin zu beruhen, sondern vorwiegend auf dem Zusammenwirken beider Mittel auf das Schlafsteuerungszentrum im Hirnstamm. Solche von der exakten Pharmakodynamik gefundene Tatsachen müssen Sie sich aber am Krankenbett zunutze machen.

Sie können also zur Erzielung der Baissnarkose 0,01 oder 0,02 Morphin subkutan injizieren, 0,1 Tributan weiter etwa in Form eines Stuhlzäpfchens hinzufügen und mit der ersten Spritze auch noch gleichzeitig 0,001 Atropin verabreichen, weil Sie damit nicht nur die Speichel- wie die Magensaftsekretion ruhigstellen, sondern auch schädliche Herzreflexe durch Beruhigung des Vagus vermeiden können.

Sie können auch rectal Paraldehyd verabreichen, müssen dann aber Sorge tragen, daß Sie sicher keine zersetzte Lösung mit frei gewordenem Acetaldehyd verwenden; Sie hätten dann den Vorteil, ein exhalierbares Pränarkoticum gewählt zu haben, da der Paraldehyd durch die Lungen ausgeschieden wird; und zwar setzt schon wenige Minuten nach der rectalen Einverleibung diese Ausatmung ein, wie Sie sich durch den typischen Geruch sofort überzeugen können.

Sie müssen aber mit der Wahl des Pränarkoticums Rücksicht auf die Art der folgenden Allgemeinbetäubung nehmen. Sie werden z. B. bei beabsichtigter, späterer oder gleichzeitiger Verwendung von Avertin mit seiner an sich deletären Einwirkung auf Atmung und Kreislauf sich besonders vor Pränarkoticis mit gleichgerichteter Wirkung hüten müssen, da sonst durch Kumulierung lebensbedrohliches Geschehen eingeleitet und verursacht werden kann. Sie sehen daraus, daß Sie, wie ich Ihnen später bei der Anzeigestellung zur Schmerzverhütung im Einzelfalle auszuführen haben werde, an jede Schmerzverhütung mit einem ganz festen, in den gegebenen Verhältnissen begründeten Plan herangehen müssen, der dann in seinem Ablauf nicht mehr abgeändert werden soll.

Ein anderes beliebtes Pränarkoticum ist das Skopolamin und besonders wieder in seiner Kombination mit Morphin, wie sie seinerzeit zur Erzielung eines Dämmerschlafes vom Psychiater Schneiderlin angegeben und auch vielfach verwendet wurde. Auch die Aneinanderreihung dieser beiden Schlafmittel mit etwa einem dritten Schlafmittel, mag dasselbe nun Avertin, mag es der Barbitursäurereihe angehören, ist aus den eben Ihnen dargelegten Gründen unstatthaft, weil gefährlich. Sie können in diesem Abschnitt der Schmerzverhütung aber auch schon Medikamente einbringen, die den schädlichen Auswirkungen der verwendeten Pränarkotica entgegenwirken und auch für die anschließende Allgemeinbetäubung den Organismus in seiner Widerstandsfähigkeit kräftigen, ich meine das Ihnen nun schon oft genannte Ephetonin. Namentlich als Vorbereitung zur Gasnarkose hat sich die Kombination Morphin-Scopolamin-Ephetonin sehr bewährt. Sie hat nur den Nachteil, daß ihre Anwendung durch die Notwendigkeit fraktionierter Dosierung, auf die ich hier nicht näher eingehen will, den klinischen Betrieb belastet und den vorgenommenen Eingriff auf längere Zeit vorher zeitlich festlegt; dies wirkt sich gelegentlich nicht angenehm aus, da Anforderungen des Unterrichts oder Einlieferung dringlicher Fälle das Operationsprogramm einer Klinik immer wieder einmal unvorhergesehenermaßen abändern können. Sie können auch die Äthernarkose so vorbereiten, wiewohl Sie dabei zweckmäßiger an Stelle des Skopolamins Atropin verwenden und eventuell Magnesiumsulfat intramuskulär hinzufügen können, 2 ccm einer 50%igen Lösung, deren narkotischer Effekt ein curareähnlicher ist, da es neben einer Beeinflussung der Zentren zur Narkose der Nervenendplatten in der Muskulatur kommt.

Das einfachste wenn auch sicher nicht ungefährlichste Pränarkoticum ist dann schließlich Avertin, wenn Sie so dosieren, wie ich es Ihnen zu diesem Zwecke vorgetragen habe. Dann bleiben aber am besten alle anderen Pränarkotica weg, nur Atropin sollen Sie geben, um den Vagus zu beruhigen und einer nicht sicher vermeidbaren Ätherdarreichung zuvorzukommen. Auf die besonderen Anzeigestellungen zur Verwendung von Avertin als Pränarkoticum werden wir noch zurückkommen.

Und letzten Endes ist auch das Chloräthyl nichts anderes als ein Pränarkoticum, wenn Sie damit die Äthernarkose einleiten, um deren unangenehme Sensationen dem Kranken zu ersparen, die Sie allerdings auch durch Zusatz von Latschenöl oder Kölner Wasser zum Äther weitgehend herabsetzen können. Sie verwenden also so ein Inhalationsnarkoticum als Pränarkoticum und Sie sehen daraus, daß die Grenze, wo hören die Pränarkotica auf, wo setzen die eigentlichen Narkotica ein, bei den Kombinationsverfahren kaum mehr zu ziehen ist.

Die Barbitursäurederivate als Pränarkoticum zu verwenden, ist in neuerer Zeit gleichfalls geübt worden; ich möchte Ihnen aber dringlich davon abraten und habe Ihnen die Gründe hierfür schon eingehend dargelegt. Sie sind alle zusammen einmal zu gefährlich!

Nun zur eigentlichen Narkose, die ja namentlich bei Verwendung von Avertin als Pränarkoticum schon weitgehend vorbereitet ist. Die Psyche des Kranken ist bereits ausgeschaltet, es muß nur noch für Schmerzverhütung in genügendem Ausmaße gesorgt werden. Da mögen Sie nun folgendes festhalten. Art und Ausdehnung des in dieser kombinierten Schmerzverhütung durchzuführenden Eingriffes werden nun in der Auswahl und der Zusammensetzung der Schmerzverhütungsverfahren ein wichtiges Wort mitzusprechen haben. Drei Gesichtspunkte erscheinen maßgebend: Welche Tiefe der Narkose, welche Intensität der Muskelentspannung erfordert der Eingriff; welche Körperteile dürfen durch die Durchführungsart der Schmerzverhütung nicht blockiert werden; welche besondere Anforderungen an den Organismus stellt der Eingriff, die durch die Art der Schmerzverhütung unterstützt werden können. Es wird Aufgabe einer gesonderten Besprechung sein, die Anzeigestellung zu den einzelnen Kombinationen aufzuzeigen. Heute sollen Ihnen nur die verschiedenen Kombinationsmöglichkeiten, ihre Vorteile und Nachteile geschildert werden. Im Vordergrund jeder modernen Kombinationsnarkose muß, wenn es die eben entwickelten Forderungen des Eingriffs irgendwie erlauben, die Gasnarkose stehen, weil Sie ja erfahren haben, daß sie zwar nicht sehr leistungsfähig ist, daß sie aber andererseits nicht nur keinen Schaden setzt, sondern der durch den Eingriff verursachten Kollapsbereitschaft wirksam entgegenarbeitet, besonders dann, wenn Sie Narcylen verwenden. Und kommen Sie damit nicht aus, dann lassen Sie von der Apparatur durch einen kleinen Hebelgriff Äther zutropfen, solange es eben nötig ist. Sie brauchen keinesfalls viel, oft nur einige wenige Kubikzentimeter. Sie dürfen allerdings nicht vergessen, daß der Äther dann im fast völlig geschlossenen System verwendet wird, namentlich wenn Sie mit Rückatmung arbeiten. Es erscheint daher nicht verwunderlich, wenn Sie mit kleinen Mengen Äthers dieselben Wirkungen erzielen wie sonst mit großen Dosen, da eben kein Äther an die Außenluft verlorengeht und ein und dieselbe Äthermenge eben immer wieder eingeatmet in Apparat und Organismus kreist. Es ist kein Vorwurf, das „just a little ether" der Amerikaner, es ist nur ein logischer Ausbau des Kombinationsgedankens, wenn Sie, statt die Gaszufuhr zu steigern und so Gefahr für den Kranken heraufzubeschwören, ein anderes Narkoticum mit zuführen, ohne daß dieses neu hinzugefügte Narkoticum die Schadensgrenze erreicht. Denn darum geht es ja bei allen Kombinationsverfahren.

Sie werden aber eben nicht überall die Möglichkeiten haben, eine Gasnarkose durchzuführen, sicher nicht in Ihrer Allgemeinpraxis, wo Sie ja oft im Privathause, im eigenen Bett des Kranken Schmerzverhütung zu Eingriffen treiben müssen, die weitgehende Muskelentspannung erfordern, wobei ich vor allem an geburtshilfliche Maßnahmen denke. Dann kommt eben doch die gute, alte *Äthernarkose* wieder zu ihrem Recht, mit Morphin-Atropin vorbereitet, mit der OMBREDANNEschen Maske durchgeführt, mit intermittierender postnarkotischer Kohlensäureinhalation nachbehandelt — und Sie werden sehr zufriedenstellende Ergebnisse damit erzielen. Sie stellt aber heute kein Optimum mehr dar, sie hat ihre Daseinsberechtigung nur einem Kompromiß mit den eben im Einzelfalle gegebenen Umweltsbedingungen zu verdanken, wenn auch gesagt werden muß, daß diese so begründete Daseinsberechtigung noch lange Jahre zumindest für Sie als zukünftige Allgemeinpraktiker bestehen bleiben wird. Und dies ist auch ein zureichender Grund, warum Sie gerade die Äthernarkose besonders gut und eingehend studieren, besonders ausgiebig üben sollen.

Die *Avertin-Stickoxydulnarkose* oder die Kombination der *Lachgasnarkose mit Morphin-Scopolamin-Ephetoninvorbereitung* scheint wenigstens für die große Chirurgie in entsprechenden Krankenanstalten die meiste Zukunft zu haben. Ihre gemeinsame Gefahr ist die Cyanose, die Gefährdung des Atemzentrums, die aber bei beiden Mitteln auf verschiedenem Wege zustande kommt. Die Avertinwirkung auf das Atemzentrum ist eine toxische, lähmende; die Lachgaswirkung ist keine

Giftwirkung, sondern nur ein Mangeleffekt, wenn eben nicht genügend Sauerstoff zugeführt wird. Geben Sie aber als Pränarkoticum Avertin in einer zumeist wohl ungefährlichen Dosierung — und ein Mehr ist in diesem Falle der Kombination mit Lachgas und noch vielleicht etwas Äther nicht nötig — so können Sie bei der nun folgenden Stickoxydulnarkose infolge dieser Avertinbasiswirkung nicht nur jede Cyanose infolge mangelhafter Sauerstoffzufuhr vermeiden, Sie sind sogar in der Lage, reichlich Sauerstoff dem Organismus anbieten zu können, so reichlich, daß eine eventuelle Avertincyanose kompensiert und verhindert wird. Avertin senkt den Blutdruck regelmäßig, Stickoxydul beeinflußt ihn höchstens im steigenden Sinne, sicher wirkt aber in steigernder Tendenz die bei der Rückatmung durch vorübergehendes Ausschalten der Kalipatrone genau dosierbare Kohlensäurebeimengung des Atemgemisches. Avertin schont die Psyche, Lachgas das Soma. Avertin verursacht Amnesie und läßt die Kranken länger schlafen, die Lachgasnarkose ist beendet mit der Unterbrechung der Gaszufuhr. Avertin ist für den längeren, Lachgas für den kürzesten wie gerade auch wegen seiner Unschädlichkeit für die längsten Eingriffe geeignet. Sie sehen aus dieser Gegenüberstellung, daß sich die beiden Mittel auch in ihren Antagonismen weitgehend ergänzen. Beide Mittel haben aber auch ihre Gegenanzeigen, die ihre ausschließliche Anwendung gewiß nicht zweckmäßig erscheinen läßt und Äther wie örtliche Betäubung sicher nicht überflüssig machen.

Für die Bauchchirurgie ist aber auch die Kombination Avertin-Lachgas wegen der ungenügenden Muskelentspannung oft nicht zureichend. Sie müssen dann entweder Äther hinzufügen, was ja gewiß kein Unglück ist, zumal Sie dann, wie schon erwähnt, sehr geringe Äthermengen benötigen. Es ist aber zeitsparender und wohl auch für den Kranken besser, wenn Sie von Beginn an ein Verfahren wählen, das bestimmt Ihre auch schwersten Anforderungen an Muskelentspannung befriedigen wird und das ist die Kombination; *Lachgas-örtliche Betäubung der Bauchdecken — Splanchnicusanästhesie nach* BRAUN. Sie werden die anscheinend nicht unbegründete Frage stellen: ja wozu denn Lachgas, da man doch in örtlicher Betäubung der Bauchdecken und Splanchnicusanästhesie nach BRAUN auch ohne Lachgas schmerzfrei operieren kann? Gewiß können Sie das; aber versetzen Sie sich selber in die Lage, was es heißt, eine Stunde und mehr beständig auf Schmerzen zu warten, sie wenigstens zu befürchten, wenn sie auch tatsächlich nicht oder in ganz unwesentlicher Weise eintreten. Und ganz bleiben Schmerzen ja doch meist wirklich nicht aus. Um so dankbarer ist natürlich hier die Aufgabe der Lachgasnarkose: sie hat nur die Psyche auszuschalten oder, wenn Sie wollen, die Seele zu betäuben, die eigentliche Schmerzverhütung besorgt das entsprechend deponierte Novocain. Die Lachgasnarkose und die mit ihr, wie schon geschildert, leicht regelbare Kohlensäurezufuhr in Zwischenräumen bewahrt aber überdies noch den Kreislauf, hält den Blutdruck auf seiner normalen Höhe, der ja im Verlaufe jeder längeren intraperitonealen Operation sinkt, besonders wenn eine künstliche Splanchnicusparese geschaffen wurde, die ja auch

die Vasokonstriktoren der Bauchgefäße betrifft. Wenn Sie einmal in
dieser Kombination operiert haben, werden Sie es immer wieder tun,
wenn sonst keine Gegenanzeige gegen die Lachgasnarkosen besteht.
Der Kranke ist wenige Minuten nach Bauchdeckenschluß vollkommen
wach und sieht so frisch aus als ob er aus einem wohltuenden Schlafe
erwacht wäre. Und dies nicht nur dann, wenn Sie ihn durch einige Minuten reinen Sauerstoff atmen haben lassen, wodurch Sie natürlich
beim heruntergekommensten Kranken das Gesicht rosig färben können,
allerdings nur für eine kurze Spanne Zeit.

Die Avertinnarkose soll nicht der Hauptpfeiler einer Kombinationsnarkose sein; die Gründe hierfür sind in den Ihnen ausführlich dargelegten Gefahren und Schadenwirkungen der Avertinanwendung an sich
gegeben. Sie können aber natürlich *Avertin mit Äther* kombinieren,
sei es, daß Sie eine rectale Avertinbasis schaffen und auf ihr die mit der
OMBREDANNEschen Maske durchgeführte Äthernarkose aufbauen, sei
es, daß Sie durch einen intravenösen Avertinrausch nur über Beginn
und Excitationsstadium der Äthernarkose hinwegkommen wollen. In
beiden Fällen werden Sie an Äther einsparen, im ersten Falle mehr.
Warum an der Klinik der intravenöse Avertinrausch nicht ausgeführt
wird, habe ich Ihnen gleichfalls begründet. Sie werden auch von der
Kombination Barbitursäureabkömmlinge mit Äther hören; folgen Sie
nicht diesen Venusbergklängen, Sie würden es früher oder später sicher
zu bereuen haben.

Und schließlich können Sie *allgemeine und örtliche Betäubung* in
ihren vielen Modifikationen vereinen. Gehen Sie aber dann nicht so
vor, daß Sie erst unter dem Protest des Kranken, gezwungen durch die
Intensität seiner Schmerzäußerungen, veranlaßt durch dessen stür-
misch oder weniger energisch, je nach der Temperamentslage des betreffenden Kranken, gestelltes Verlangen zur Allgemeinbetäubung übergehen, sondern erschöpfen Sie die beiden gegebenen Möglichkeiten.

Sie können entweder vom Beginn an eine ganz oberflächliche Allgemeinbetäubung, am besten wieder mit Gas, wenn es Ihnen zur Verfügung steht, aber auch im Sinne eines protrahierten Ätherrausches
einleiten und aufrecht erhalten und erst in dieser die für den Fall in
Betracht kommende Art der örtlichen Betäubung durchführen. Sie
handeln so schonender, benötigen aber auch mehr Narkoticum, das Sie
ja aus irgendeinem Grunde vermeiden wollen. Oder Sie klären den
Kranken genau über Ihre Absicht auf, den Eingriff in örtlicher Betäubung durchführen zu wollen, wobei Sie ihm von vornherein versprechen, daß er keine Schmerzen haben wird; sollten sich aber solche
unvorhergesehener Weise doch einstellen, so könnte er versichert sein,
daß er dann sofort etwas zum Riechen bekäme. Wenn Sie so handeln,
sind *Sie* Herr der Situation, weil Sie schon vorher gewähren, was Ihnen
sonst später abgezwungen wird. Und der Kranke wird den Eingriff
in viel größerer seelischer Ruhe durchstehen, wenn er das Bewußtsein
hat, daß auf sein Verlangen zur Allgemeinbetäubung gegriffen werden
wird, nach der er ja an sich nach einer entsprechenden Schilderung
von seiten des Operateurs kein Verlangen trägt. Aber er fühlt sich nicht

vergewaltigt, nicht hilflos ausgeliefert und übersieht, daß er an den Operationstisch wehrlos angeschnallt ist. So ist durch ein gütiges Wort beiden Teilen geholfen, vor allem natürlich dem Kranken, was ja auch der Endzweck all Ihres ärztlichen Handelns ist und sein soll!

Ich habe Ihnen nun eine ganze Reihe von Möglichkeiten vorgeführt; und Sie sehen, der Möglichkeiten sind viele. Je mehr sich die Vorteile der einzelnen Verfahren addieren, die Nachteile nicht nur nicht addieren, sondern kompensieren, um so geeigneter ist das Verfahren. Es wird der weiteren Entwicklung vorbehalten bleiben, wie FRANKEN meint, die wirkungsvollsten Kombinationen zu finden und zwar unter den schon mehrfach erörterten Gesichtspunkten der geringsten Beeinflussung der parenchymatösen Organe und ihrer Funktionen, des Kreislaufs und der Atmung. Diese ideale Forderung steht außer Diskussion; die praktische Auswertung bereitet aber unter den einzelnen Umweltsbedingungen oft Schwierigkeiten unüberwindbarer Natur. Sie dürfen daher alterprobte Verfahren nicht einfach über Bord werfen, und örtliche Betäubung wie die reine Äthernarkose müssen nach wie vor für die Allgemeinpraxis als Verfahren der Wahl gelten. Aber kombinieren Sie doch wenigstens diese beiden Verfahren in der angedeuteten Weise und Sie werden schon gewaltige Vorteile für Ihre Kranken erzielen, da sie dadurch die nötige Äthermenge herabdrücken können, wodurch Sie zweifellos die Sicherheit Ihres Vorgehens für die Kranken erhöhen.

Einen Einwurf, der gegen die Kombinationsverfahren immer wieder erhoben wird, möchte ich noch rasch erledigen. Er lautet, mit einer Wiener Note ausgedrückt, ungefähr so: Warum denn so kompliziert, wenn es einfach auch geht. Gewiß es geht einfach auch, aber es geht ohne Frage kompliziert besser; und damit ist die Frage zugunsten des komplizierten Vorgehens entschieden. Und sind denn die modernen Kombinationsverfahren wirklich so kompliziert? Ja, wenn Sie nur die alte Chloroform- oder Billrothmischungsnarkose vor Augen haben, wo nach wenigen Tropfen binnen wenigen Minuten oft schon eine ausausgiebige Muskelentspannung ohne Mühe für den Narkotiseur und ohne Warten für den Operateur zu erreichen war, aber nur dann mögen die Oppositionellen Recht haben. Aber Sie werden mir beistimmen, daß eine solche Beurteilungsgrundlage verurteilt werden muß. Denn diese „Vorteile" werden auf Kosten eines Faktors gewonnen, der unter gar keinen Umständen irgendwie angetastet werden darf, den zur Hundertprozentigkeit, um ein allerneuestes Wort zu gebrauchen, zu steigern, unser ständiges Streben bilden muß, das ist die Sicherheit unserer Kranken.

Neunte Vorlesung.

Die örtliche Betäubung; ihre Grundlagen und Eigentümlichkeiten.

Aus der Fülle der geschichtlichen Daten, die die örtliche Betäubung in ihrer Entwicklung aufzuweisen hat, wollen Sie sich drei merken: 1884 verwendete der noch in Amerika lebende, damals in Wien wirkende Wiener Arzt KOLLER das Cocain zur Durchführung schmerz-

loser Augenoperationen; 1891 gibt SCHLEICH am deutschen Chirurgen-
kongreß seine Infiltrationsanästhesie bekannt, 1905 erfolgt die synthe-
tische Herstellung des Novocains durch EINHORN. Sie ersehen schon
daraus, daß für die örtliche Betäubung das gleiche gilt, wie für so vieles
in der Chirurgie: Made in Germany. Der Chirurg HEINRICH BRAUN in
Zwickau war es dann, der als Vater des weiteren Ausbaues der örtlichen
Schmerzverhütung genannt werden muß, auf den die meisten der
heute verwendeten Verfahren zurückgehen. AUGUST BIER hat uns
fußend auf den Untersuchungen CORNINGS im Selbstversuch die Rückenmarksbetäubung geschenkt; LAEWEN, KUHLENKAMPF, HÄRTEL sind
weiter um den Ausbau der örtlichen Schmerzverhütung verdiente
Männer. Die ausgedehnte Anwendung der örtlichen Betäubung in der
Bauchchirurgie, bei der Frakturenbehandlung ist auf Wiener Boden
gewachsen.

Bei der Verwendung der örtlichen Schmerzbetäubung ergeben sich
a priori eine ganze Reihe von Problemen, die bei der Allgemeinbetäubung gar nicht in Betracht kamen.

Als wichtigstes war erst die Erkenntnis von der den verschiedenen
anatomischen Gebilden und Organen eigentümlichen *Schmerzempfindlichkeit* auszubauen. Es gibt Gewebe, die tatsächlich an sich schmerz-
unempfindlich sind, es auch bei funktioneller oder mechanischer Be-
anspruchung bleiben, während wieder andere wohl von vornherein, z. B.
bei ihrer scharfen, glatten Durchtrennung keine Schmerzphänomene aufzeigen, wohl aber bei Druck oder Zug mit Schmerzempfindungen antworten. So fallen in die erwähnte erste Gruppe Sehnen, periostent-
blößter Knochen, Knorpel, Gehirn, Rückenmark, Dura der Konvexität
und der dorsalen Rückenmarksabschnitte. Die Unempfindlichkeit der
intraabdominellen Organe dagegen erstreckt sich nur auf Brennen,
Stechen wie scharfes Schneiden, während aber jeder Zug und Druck
durch hohe Empfindlichkeit ihrer Bänder und Mesenterien äußerst
schmerzhaft empfunden wird. Diese Feststellung gilt nicht nur für
Magen und Darm, Leber, Gallenblase, Milz, Uterus und Ovarien,
sondern auch für Niere, Schilddrüse und Lunge. An all diesen Organen
sind daher nur Eingriffe, die keinerlei Zug verlangen, ohne besondere
Anästhesie ausführbar.

Wenn wir weiter bei der Allgemeinbetäubung von individuellen
Reaktionen im Sinne größerer oder geringerer Widerstandskraft gegenüber dieser gesprochen haben, so gilt dies bei der örtlichen Betäubung auch für die Schmerzempfindlichkeit. Sie ist gleichfalls großen
individuellen Schwankungen unterworfen, nicht nur bei verschiedenen
Individuen, sondern auch beim Einzelindividuum zu verschiedenen
Zeiten und Umständen.

Der psychische wie der Allgemeinzustand wirkten sich weitgehend
aus. Operieren Sie niemals den eben von der Straße kommenden
Kranken, es sei denn, daß Sie lebensbedrohliches Geschehen zu dring-
lichstem Einschreiten zwingt. Lassen Sie ihn vor Einleitung der örtlichen Betäubung eine halbe Stunde hinlegen, beruhigen Sie auf irgendeine Weise, gegebenenfalls durch eine einförmige, möglichst geistlose

und rein mechanisch zu erledigende Beschäftigung den aus der Hast
des Alltags kommenden Kranken. Operieren Sie keine Frau während
der monatlichen Blutungen, wenn Sie nicht müssen, in Lokalanästhesie,
da der in diesem Cyclusabschnitt bestehende allgemeine Erregungs-
zustand und auch vielleicht traditionelle Überzeugungen die individuelle Schmerzempfindlichkeit steigern. Zwingen Sie keinen Kranken,
wenn nicht lebenswichtige Anzeigestellung Sie dazu drängt, zur örtlichen
Schmerzverhütung. Nehmen Sie Rücksicht auf Alter, Geschlecht,
Rasse und Beruf der Kranken. Der abgearbeitete, zermürbte Industrie-
arbeiter, die abgehärmte, unterernährte Arbeitersfrau, die hypersen-
sible, durch Lebenshast und Lebensunvernunft frühzeitig verbrauchte
Großstädterin, das verzogene, unfolgsame Kind — sie alle werden für
die örtliche Betäubung viel weniger geeignet sein wie der harte Ge-
birgsbauer, die im Lebenskampf gestählte Mutter vieler Kinder, das
rotbackige Landkind, das im Erleben der Natur schon manchen Schmerz
empfunden, manche Narbe sich geholt hat. Erinnern Sie sich oder
lassen Sie sich erzählen, mit welch bewunderungswürdiger Ruhe und
Gelassenheit im Kriege die schmerzhaftesten Wunden und Maßnahmen,
z. B. Bosniaken oder auch Männer aus den Bergen ertragen haben, wie
der Südländer, aber auch der Wiener zu den wehleidigsten Kranken
gehörten. Und ich darf hier weiter Beobachtungen von v. HABERER
anführen, der zuerst seine zahlreichen Magenoperationen in Innsbruck
und Graz nahezu ausschließlich in örtlicher Schmerzverhütung durchführen konnte, während ihm dies an seiner Klinik in Düsseldorf nicht
oder kaum mehr möglich war. Der Bergwind bläst eben fester als die
laue Luft am Niederrhein, er macht auch härtere Menschen. Sie werden
aber auch manchmal überrascht sein, wie gerade anscheinend robuste
Leute besonders schmerzempfindlich sind, wie dies in ganz besonderer
und typischer Weise für Fleischhauer, nicht weniger aber für Ärzte
und Schwestern gilt. Keine Regel natürlich ohne Ausnahmen! Es ist
ein Unterschied, ob sich der Kranke fürchtet, oder ob er Ihnen voll
und ganz vertraut und Ihren Versprechungen glaubt. Die ärztliche
Autorität, richtig angewandt und individuell dosiert, kann gerade bei
der örtlichen Betäubung Wunder wirken, da Suggestiveffekte begreif-
licherweise die Schmerzunempfindlichkeit weitgehend unterstützen
können. Dies geht so weit, daß Sie bei sehr sensitiven und leicht be-
einflußbaren Menschen mit einer absichtlich und offensichtlich ungenügenden Lokalanästhesie schmerzfrei operieren können. Ich sage
Ihnen dies nicht, damit Sie solche Versuche machen sollen; ich sage
es Ihnen deshalb, damit Sie diese Möglichkeit kennen, um im Notfalle
auch von ihr Gebrauch zu machen, aber nicht um zu spielen oder Kunst-
stücke vorzuführen, sondern um im Interesse Ihrer Kranken wirklich
alle Möglichkeiten zu erschöpfen. Zur Illustration möchte ich Ihnen
folgende Geschichte erzählen. Ein Chirurg muß bei seinem Bruder,
der auch Arzt ist, eine kleine Paronychie operieren, die sich für örtliche
Betäubung nach OBERST vollkommen eignet. Es wird diese nun zuerst
in typischer Weise mit 1%iger Novocainlösung ausgeführt. Da trotz
Ablaufes von 10 Minuten und vollkommener Blässe des Fingers infolge

der Adrenalinwirkung noch immer Schmerzempfindlichkeit angegeben wird, werden die Einspritzungen mit 2%iger Lösung wiederholt. Auch diese führen nach einer entsprechenden Wartezeit noch nicht zu vollkommener Anästhesie. Nun wird mit laut deklarierter 4%iger Lösung, die in Wirklichkeit physiologische Kochsalzlösung ist, noch ein wenig nachgespritzt und wenige Augenblicke später der nötige Eingriff vollkommen schmerzfrei ausgeführt. Sapienti sat! Und dies soll in keiner Weise ein Vorwurf sein. Bedenken Sie immer, wie Sie sich in ähnlicher Lage benehmen und ich glaube, Sie müßten alle genau so wie ich, der eine mehr, der andere weniger erröten, wenn unsere Zahnärzte alle ihre Erlebnisse mit uns ausplaudern würden. Viel Heldentum würde da in Stücke gehen. Erinnern Sie sich weiter, wie empfindlich man wird, wenn man ein längeres Krankenlager hinter sich hat, wie weh schon das Aufsetzen eines Hörrohrs unter Umständen tut. Und ich spreche absichtlich etwas ausführlicher über diese Dinge, weil nichts unvernünftiger ist als der beliebte Ausspruch: das tut doch nicht weh! Ihnen nicht, aber dem Kranken! Und Sie können das Vertrauen, das Ihnen der Kranke entgegenbringt, nicht leichter verlieren als durch solche, verzeihen Sie das Wort, gedankenlose Aussprüche. Die Schmerzempfindlichkeit wird aber weiter sowohl zentral als auch peripher modifiziert sein im besonderen Einzelfalle. Erinnern Sie sich an die Schmerzhaftigkeit auch nur einer leisen Berührung in einem Gebiete, dessen Nerv, dessen Intervertebralganglion entzündet ist. Sie werden daher auf konkomitierende Erkrankungen des zentralen und peripheren Nervensystems ebenso Rücksicht nehmen müssen wie auf die örtlichen Veränderungen am Orte Ihres Einschreitens. Entzündlich verändertes Gewebe ist in anderem Grade empfindlich als etwa ödematös aufgelockertes Parenchym. Im Shock, im Kollaps ist die Empfindlichkeit oft so weit herabgesetzt, daß Sie ohne jede Schmerzverhütung die nötigsten Eingriffe, die keinerlei Aufschub vertragen, ausführen können. Die Haut ist das eigentliche Schmerzorgan des Körpers; aber auch sie ist nicht überall gleich empfindlich, wie Sie ja aus täglichen Lebenserfahrungen mir ohne weiteres bestätigen werden müssen. Die Epidermis ist der wenigst empfindliche Teil; die Subcutis ist wieder nur dort schmerzempfindlich, wo das schmerzauslösende Trauma einen Hautnerv trifft. Sie werden sich an diese Tatsachen bei Begründung der Technik der örtlichen Schmerzverhütung erinnern müssen.

Auch bei der örtlichen Betäubung kann aus der anfänglich nur örtlichen Vergiftung eine Allgemeinvergiftung und somit Schädigung des Gesamtorganismus entstehen. Ob eine solche Allgemeinvergiftung zustande kommt und wie und in welchem Tempo sie entsteht, ist eine Frage der Technik und der Wahl des zur örtlichen Schmerzbetäubung verwendeten Pharmakons. Wenn Sie kein resorptionsverzögerndes Agens dem Anästheticum zusetzen, wenn Sie das Mittel etwa direkt in eine Vene, oder in einen hohen Wirbelkanalabschnitt deponieren, dann dürfen Sie sich nicht wundern, wenn Sie akute, oft blitzartig ablaufende Vergiftungserscheinungen sehen, die meist nur wenig oder gar nicht beeinflußbar sind. Sie besitzen im Coffein ein Antidot gegenüber dem Novocain und sollen namentlich in Fällen, wie ich Sie Ihnen eben geschildert, ausgiebigsten Gebrauch davon machen.

Die Nadel kann also verletzen. Dieser Umstand gibt der Durchführung der örtlichen Schmerzverhütung eine neue Note. Er verpflichtet Sie zu genauester Kenntnis der Anatomie jener Gegend, wo Sie sich in der Tiefe mit Ihrer Nadel herumtummeln, und da dies jeden Tag eine andere sein kann, zu genauestem Anatomiestudium überhaupt. Denn wenn auch dieser Umstand bei der einfachen Infiltrationsanästhesie weniger ins Gewicht fällt; Leitungsanästhesien werden Ihnen nur gelingen, wenn Sie wissen, wo der Nerv liegt und verläuft, den Sie treffen und ausschalten wollen. Machen Sie mir nicht den Einwurf, daß eben nur Chirurgen solche Schmerzverhütungsverfahren üben, die schon aus anderen Gründen gründliche anatomische Kenntnisse besitzen müssen. Gewiß ist dies ein großer Vorteil der örtlichen Betäubung gegenüber der Allgemeinnarkose, daß erstere zumeist schon vom erfahrenen Arzte ausgeführt wird, während die Allgemeinbetäubung oft gerade den jüngsten Ärzten anvertraut wird, ein Umstand, auf den DENK in seinem Referat seinerzeit hingewiesen hat. Aber Sie werden auch als Allgemeinpraktiker Gelegenheit haben, örtliche Betäubungen auszuführen oder Sie sollten es wenigstens im Interesse Ihrer Kranken tun. Denken Sie an die Wohltat und den Gewinn, wenn Sie einen Knochenbruch bald nach seinem Entstehen in örtlicher Betäubung richtig und ruhigstellen und so dem Kranken einen stundenlangen Transport bei leider nur zu oft fragwürdiger Fixation seiner Knochenfragmente ersparen können. Erinnern Sie sich an die heute immer mehr geforderte, schmerzfreie Zahnextraktion in Leitungsanästhesie, die Sie können müssen, wenn Sie nicht offen eine Minderausbildung zugeben wollen. Sie werden die örtliche Betäubung bei der primären Wundversorgung unbedingt verwenden müssen, die in entsprechender Weise auszuführen für Sie deshalb Pflicht ist, weil gerade hier jeder Zeitverlust nicht wieder gut zu machende Gefahr für den Kranken bedeutet. Und so ließe sich noch eine große Reihe von Umständen anführen, wo Sie durch Ihr ärztliches Gewissen verpflichtet sind, örtliche Schmerzverhütung zu treiben. Man kann und soll aber nur ärztliche Handlungen setzen, die man gelernt hat, für deren richtige Ausführung man einstehen kann. Und gerade bei der örtlichen Schmerzverhütung haben Sie im Kranken die beste Kontrolle, ob Sie richtig gehandelt haben. Hier nützt vorgetäuschte Gelehrsamkeit nichts, hier kann auch die eindringlichste Suada nur unterstützen, aber nicht grundlegend wirken, hier entscheidet einzig und allein die Empfindung des Kranken: wird Ihr Handeln noch als Schmerz empfunden oder nicht!

Die örtliche Betäubung soll nämlich auch wirklich eine Schmerzbetäubung sein und nicht nur eine rein suggestive Maßnahme. Bei der allgemeinen Betäubung wurde schon auf die hohe Bedeutung der psychischen Beeinflussung des zu Narkotisierenden hingewiesen. Bei der örtlichen Betäubung, die ja während des ganzen Eingriffes das Bewußtsein frei läßt, spielt das In-der-Hand-behalten des Kranken eine ganz besonders wichtige Rolle. Der Kranke muß an Sie glauben, nicht nur daß Sie den durchzuführenden Eingriff wirklich in tadelloser Weise beherrschen, sondern er muß auch Ihre Worte als Evangelium hinnehmen. Das wird er aber nur dann, wenn Sie ihn nicht belügen. Machen Sie ihn vorher darauf aufmerksam, wenn eine Phase Ihres Handelns Schmerzen auslösen wird, dann wird der Glaube des Kranken an Sie als seinen Arzt, als seinen guten Arzt, nicht wanken, dann werden Sie aber auch die Angst vor etwa drohenden Schmerzen bannen. Als Operateur haben Sie nun nicht immer Zeit und Muße, sich mit Ihren Kranken andauernd zu beschäftigen. Geben Sie ihnen daher in der Person eines „Eventualnarkotiseurs" einen Anwalt an ihre Seite, der die Interessen des Kranken sozusagen vertritt, der ihn aber auch ablenkt vom augenblicklichen Geschehen, der ihn über die Wehrlosigkeit seines Zustandes nicht nachgrübeln läßt; der Ihnen aber auch jede gefahrdrohende Veränderung im Allgemeinzustande des Operierten sofort melden kann; der im Bedarfsfalle, wenn die örtliche Betäubung den Anforderungen des Eingriffes und der Schmerzfreiheit für den Kranken aus irgendeiner Ursache nicht genügt, auch die Allgemeinbetäubung einleiten und durchführen kann; mit wenigen Tropfen Äther können Sie oft lautes Wehgeschrei, wenn Sie es überhaupt soweit kommen ließen, was ich Ihnen aus verschiedenen Gründen nicht empfehlen möchte, beherrschen. Forcieren Sie die örtliche Schmerzverhütung niemals; denn Sie sind in diesem Falle tapfer auf dem Rücken Ihres Kranken. Und wenn Sie schon aus allgemein menschlichen Gründen sich nicht dazu veranlaßt sehen, wenn Sie durchaus das „chirurgische Rauhbein" verflossener Zeiten zum Leben rückerwecken wollen, dann bedenken Sie doch wenigstens, daß es in diesem Zustande zu gefährlichen Reflexwirkungen kommen kann; und solche können durch Shockauslösung das Leben Ihrer Kranken bedrohen. Aber selbst wenn es nicht soweit kommt, haben Sie unter allen Umständen dazu beigetragen, die örtliche Betäubung zu diskreditieren, was ja schließlich auch nicht Ihre Aufgabe ist oder sein soll.

Die Wirkung der örtlichen Betäubung ist eine örtlich das Nervengewebe lähmende; überall dort, wo das örtlich betäubende Mittel mit Nervengewebe in Berührung kommt und es durchdringen kann, tritt eine Leitungsunterbrechung in diesen Nervenbahnen ein, die reversibel ist, die auch von der Art des Nerven unabhängig ist, ob er Markscheiden aufweist oder nicht, ob er motorische, sensible oder vegetative Fasern führt. Es ist allerdings eine Reihenfolge der Unterbrechung der verschiedenen Qualitäten gegeben; so geht z. B. beim sensiblen Nerv zuerst der Temperatursinn, dann das Schmerzempfinden und zum Schluß das Tastgefühl verloren; die Wiederkehr der unterschiedlichen Sinnesempfindungen erfolgt in umgekehrter Reihenfolge. Die Unterbrechung der motorischen Bahnen erfolgt zuletzt. Die Reversibilität dieses Vorganges ist durch die Zerstörung des Pharmakons und damit Unterbrechung seiner Wirkung gegeben. Sie wird rascher einsetzen, wenn durch ausgiebige Durchblutung der beeinflußten Körperabschnitte die Oxydationsvorgänge rascher ablaufen und obendrein noch ein Abtransport, ein Wegschwemmen des Pharmakons ermöglicht wird. H. Braun hat daher grundsätzlich dort, wo es angängig ist, die Anämisierung des injizierten Gebietes durch den Esmarchschen Schlauch verlangt; H. Braun hat sich aber insofern später von dieser Maßregel unabhängig gemacht, als er die Anämisierung des Einspritzungsortes durch Beigabe von Suprarenin, dem Sekretionsprodukt der Nebenniere, gesetzmäßig erzielte, und dadurch auch die Resorptionsgeschwindigkeit weitgehend herabsetzte, oder mit anderen Worten die Wirkungsdauer des Betäubungsmittels erhöhte. Denn was der komprimierende Schlauch am Hauptgefäß leistet, das leistet im gleichen Umfange der Kontraktionsreiz des Adrenalins an den Capillaren des Gewebes.

Daraus ergibt sich bereits eine der Forderungen, die wir nach H. Braun an ein verwertbares und verwendungsfähiges Anästethicum stellen müssen: es muß sich mit Adrenalin paaren lassen, nicht im chemischen Sinne, sondern eine Mischung beider Körper darf nicht von Zersetzung des einen oder anderen gefolgt sein. Der gefäßkontraktile Effekt des Adrenalins muß größer sein als etwa eine gefäßerweiternde Wirkungskomponente des Betäubungsmittels. Und diese Mischung muß auch hitzebeständig sein, womit wir zur zweiten Forderung kommen:

Das in Frage kommende Mittel muß sich im Verein mit Adrenalin verläßlich sterilisieren lassen. Und in diesem Zusammenhange einige Worte zur Asepsis der örtlichen Betäubung, wiewohl dies eigentlich erst bei der technischen Durchführung zu besprechen wäre. Es gibt keine Asepsis ersten und zweiten Grades; es gibt auch hier kein „ziemlich steril“; es gibt keine Asepsis für die Anästhesie und eine andere für die Durchführung des Eingriffes. Es ist daher, milde gesagt, eine Unsitte, ungewaschen oder nur kurze Zeit gewaschen die örtliche Betäubung durchzuführen. Es nützt Ihnen dann nichts, wenn Sie dank der deutschen Chemie und der unermüdlichen Arbeit H. Brauns heute ein Mittel besitzen, das im Verein mit Adrenalin eine verläßliche Sterilisation erlaubt; es erhöht nicht die Sicherheit Ihres Handelns, wenn Sie mit verläßlich ausgekochtem Instrumentarium arbeiten können, wenn Sie mit ungewaschenen oder zu wenig gereinigten Händen sterile Lösung in sterilen Spritzen applizieren. Solch unverantwortliches Handeln kann um so mehr einmal Menschenleben kosten, als Sie ja wissen, daß sich trotz strengster Kontrolle und Aufsicht gelegentlich immer wieder Fehler der Asepsis einschleichen können. Um so mehr sind Sie verpflichtet, diejenigen Fehler zu vermeiden, die Sie vermeiden können.

„Das Mittel muß weiter im Verhältnis zu seiner örtlich betäubenden Potenz weniger toxisch sein wie Cocain.“

„Das Mittel darf“, und ich folge weiter hiermit wörtlich der klassischen Stilisierung H. Brauns, nicht den geringsten Reiz, „nicht die geringste Gewebsschädigung verursachen, sondern muß resorbiert werden, ohne Nachwirkungen am Orte der Applikation, Hyperämie störender Intensität, Entzündungen, Infiltrate oder gar Nekrosen zurückzulassen.“

„Das Mittel muß wasserlöslich sein, und seine Lösungen sollen einigermaßen beständig sein.“

Soll das Mittel auf Schleimhäute verbracht werden, so muß von ihm verlangt werden, daß es dieselben rasch durchdringe.

Ich möchte hier gleich feststellen, daß das Novocain auch heute noch allen diesen Anforderungen mit Ausnahme der Schleimhautwirkung am besten entspricht, auch unter Berücksichtigung aller neuerer, auf den Markt geworfener zahlreicher Anästhetica wie Tutocain, Percain, Pantocain und Panthesin. Sie haben zwar den Vorteil der längeren Dauer der Anästhesie, übersteigen aber an Giftigkeit sämtlich das Novocain, so daß dieses nach wie vor als sicherstes Mittel zur örtlichen Schmerzverhütung bezeichnet werden muß.

Es wurden dann im Laufe der Jahre eine ganze Reihe von Zusätzen angegeben, um namentlich die Wirkung des Novocain zu steigern oder die Dauer dieser Wirkung zu verlängern. Eine allgemeine Anerkennung haben alle diese Verfahren bisher nicht gewonnen, so daß ich deren Besprechung übergehen kann. Die überragende Bedeutung der Suprareninbeimengung auch in diesem Sinne wurde schon erwähnt. Ich wollte Sie aber auf diese Wünsche, die an das Novocain noch zu stellen sind, aufmerksam machen, weil sie die Grundlage für weitere Arbeit bilden.

Zur Dosierung des Novocain, und nur von diesem soll künftig mehr die Rede sein — bei der Schleimhautanästhesie wird noch eine Ausnahme zu machen sein —, wäre folgendes zu sagen: Es geht dabei nicht so sehr um die absolute Menge des einverleibten Novocains, da ja die Resorptionsverhältnisse eine ausschlaggebende Rolle spielen. Denn nur sie sind die regelnde Ursache für die im Augenblick bestehende Blutkonzentration und wieder nur diese ist maßgebend für die Größe der toxischen Wirkung. Die Resorptionsmenge in der Zeiteinheit ist aber erstens abhängig von der Konzentration der einverleibten Lösung, zweitens von der Resorptionsbereitschaft des betreffenden Organismus und in diesem Zusammenhange wieder ganz besonders auch von der Beschaffenheit des Gewebes, in das Sie Novocain einspritzen. Sie werden daher von einer höher konzentrierten Lösung verhältnismäßig weniger auf einmal geben dürfen als von einer niedriger konzentrierten, Sie werden einem flüssigkeitshungrigen Körper kleinere Mengen anbieten dürfen als dem Organismus, dessen Wasserbilanz ausgeglichen ist. Sie werden sich aber in diesem Zusammenhange auch an die große Resorptionsbereitschaft des hyperthyreoten Kranken erinnern, die von H. Eppinger aufgezeigt wurde. Sie können aus diesen Feststellungen auch entnehmen, daß auch die örtliche Betäubung auf den Allgemeinzustand des Organismus Rücksichten zu nehmen, daß auch einer örtlichen Schmerzverhütung eine genaue klinische Untersuchung des ganzen Körpers vorauszugehen hat. Die Unverträglichkeit des Adrenalins für den Basedowkranken, für den Hypertoniker möge diese Mahnung noch unterstreichen. Sie sollen also im allgemeinen die Gesamtdosis von 1,5 g Novokain nicht überschreiten, das heißt, Sie sollen von einer halbprozentigen Lösung höchstens 300 ccm verbrauchen; bei höher konzentrierten Lösungen seien Sie vorsichtiger! Braun bezeichnet als Höchstgabe der halbprozentigen Lösung 250 ccm, von der 2% igen bzw. 4% igen Lösung 40 bzw. 20 ccm, so daß sich hier die Gesamtdosis des Novocains auf 0,8 g erniedrigt. Und Sie benötigen für die allermeisten Eingriffe auch nicht annähernd diese Mengen. Sie werden überdies um so weniger Lösung verbrauchen, je besser Sie die Technik und nicht zuletzt die Anatomie derjenigen Gebilde beherrschen, die Sie ausschalten wollen. Im übrigen rät HÄRTEL, die für jede Form der örtlichen Betäubung durch die Erfahrung festgelegte Menge sich einzuprägen und diese Menge nicht zu überschreiten.

Die überwiegende Anzeigestellung der örtlichen Betäubung, oder anders ausgedrückt, der umschriebenen Nervenblockade ist natürlich die der Schmerzverhütung zur Durchführung an sich schmerzhafter Eingriffe, mögen diese nun blutiger oder unblutiger Art sein. Deshalb erfolgt ja auch ihre Besprechung in diesem der Schmerzverhütung gewidmeten Kolleg. Ich möchte Sie aber doch ganz kurz auch darauf hinweisen, daß dieses Verfahren auch noch andere Möglichkeiten erschließt.

So können Sie durch entsprechend fein differenzierte Nervenausschaltung, wie LÄWEN dies als erster gelehrt hat, auch diagnostische Aufschlüsse erhalten. Wenn nämlich Schmerzen, deren Organzugehörigkeit Sie nicht ganz genau feststellen können, auf die Ausschaltung bestimmter Segmente verschwinden, so können Sie rückläufig schließen, daß diese Schmerzen dem Organ angehören, dessen nervöse Versorgung jenen Segmenten zugehört, die Sie ausgeschaltet haben. Sie können so durch entsprechend lokalisierte paravertebrale Anästhesie Gallen- und Nierensteinkoliken auseinanderhalten; Sie können aber auch Trigeminusneuralgien oder Ischialgien damit identifizieren.

Aber auch therapeutische Erfolge lassen sich durch Ausschaltung bestimmter Nervengebiete erzielen. Ich erinnere Sie an die Phrenicusblockade zur Heilung des andauernden Singultus bei Encephalitis, wodurch gelegentlich nicht nur vorübergehende Besserungen, sondern auch Dauerheilungen erzielt wurden. Die Behandlung des spastischen Darmverschlusses durch paravertebrale oder Rückenmarksbetäubung gehört in dieses Kapitel. Die Wirkung erklärt man sich so, daß dadurch der überwiegende Splanchnicustonus beseitigt wird, wenigstens so lange gebrochen wird, daß erfolgreiche Peristaltik wieder zustande kommt. Wir konnten weiter erst vor kurzem an der Klinik einen Kranken mit reflektorischer Anurie, die durch im Gefolge der Bougierung einer alten Harnröhrenstriktur erfolgte sensible Reize aufgetreten war und schon recht bedrohliche Erscheinungen zur Folge hatte, mit Rückenmarksbetäubung in entsprechender Höhe zur prompt einsetzenden Heilung bringen. Auch in diesem Falle stellt man sich die Wirkung der Splanchnicusanästhesie als Wegfall eines sekretionshemmenden Reizes vielleicht infolge maximaler Vasokonstriktion vor. Die segmentäre Anästhesie löst natürlich diesen pathologischen Splanchnicustonus. Vielleicht werden auch hypothetische Nierensekretionsnerven direkt beeinflußt. Jedenfalls mögen Sie sich das eine merken, daß Sie so nahezu verlorene Kranke, deren Urämie schon das Leben in höchster Weise bedroht, noch durch einen einfachen Eingriff retten können, sicher nicht immer, aber gelegentlich. Erinnern Sie sich, bitte, daran, wenn Sie einmal vor eine ähnliche Situation gestellt werden.

Ich habe Ihnen nun noch das klinische Bild der Überdosierung bzw. der Deponierung des Novocains am falschen Ort zu schildern und zweckentsprechende Maßnahmen gegen die Gefahren, die sich dadurch für den Kranken ergeben, kurz zu schildern.

Die so bedingten Krankheitserscheinungen entstehen durch „Anästhesie" des verlängerten Marks, sei es, daß zu große Mengen von Novokain zu rasch resorbiert wurden, sei es, daß Sie Novocain direkt in die Blutbahn gespritzt haben, sei es schließlich, daß irgendwie in den Duralsack gelangtes Novocain in nennenswerten Mengen bis zum verlängerten Mark hinaufdiffundierte. Auf diese letzte Möglichkeit gründet sich ja der Warnungsruf KULENKAMPFs: Weg von der Wirbelsäule! Leichtere Nebenerscheinungen bestehen in Übelkeit, Durst- und Müdigkeitsgefühl, hin und wieder auch in Erbrechen. Der Kranke wird bleich, der Puls wird klein und leicht unterdrückbar, Bewußtlosigkeit tritt ein. In seltenen Fällen wurde ein länger dauernder Schlafzustand gesehen. Die Atmung wird wohl auch oberflächlicher, ist aber scheinbar am widerstandsfähigsten. Bei der eigentlichen Rückenmarksbetäubung ereignen sich solche Zwischenfälle begreiflicher Weise öfter, selbst Lähmungen von Hirnnerven (Augenmuskel) sind nicht so selten.

Die beste Behandlung ist auch hier die Vorbeugung. Wenn Sie die Vorsichtsmaßregeln beobachten, die gelegentlich der Technik der einzelnen Verfahren zu besprechen sein werden, dürften Sie solche üble Zufälle der örtlichen Betäubung kaum jemals sehen. Was Sie eingespritzt haben, können Sie auch in diesem Falle nicht zurückholen. Analeptika, besonders Coffein, Kohlensäureinhalation, Hochstellung des Kopfes, künstliche Atmung, Zisternenpunktion sind die Maßnahmen, die zur Bekämpfung solcher übler Zufälle in Betracht gezogen werden müssen.

Ich hoffe, Sie durch meine heutigen Ausführungen überzeugt zu haben, daß die örtliche Betäubung auch für den Allgemeinpraktiker von größter Wichtigkeit ist, daß er verpflichtet ist, die Grundlagen der örtlichen Betäubung zu kennen, um die örtliche Schmerzverhütung zum Segen seiner Kranken weitgehendst ausüben zu können.

Zehnte Vorlesung.
Die Durchführungsarten der örtlichen Betäubung.

Sie sollen heute die verschiedenen Durchführungsarten der örtlichen Betäubung im weitesten Sinne dieses Wortes kennenlernen, deren Gemeinsamkeiten sowohl in technischen Eigentümlichkeiten, im verwendeten Medikament und in der Tatsache gegeben sind, daß sie Schmerzfreiheit bei erhaltenem Bewußtsein erzielen lassen.

Die *Oberflächenanästhesie* der Schleimhaut, und nur dieser, in Mund, Rachen, Nase, Kehlkopf, Harnröhre, Harnblase und Mastdarm können Sie, wie schon erwähnt, mit Novocain nur in beschränktem Maße und innerhalb langer Zeit erzielen. Es ist daher in diesem einzigen Ausnahmefalle die Verwendung eines anderen Mittels angezeigt. Sie können noch das alte Cocain verwenden, Sie können aber auch Tutocain oder Pantocain wie Percain in den entsprechenden Konzentrationen zu diesem Zwecke heranziehen. Die Applikation besteht hier in mehrfachem Aufpinseln der z. B. 10%igen oder auch 20%igen Cocainlösung. Wesentlich ist dabei, daß Sie schon vor Beginn dieser Maßnahme den Kranken aufmerksam machen, nichts von dem eingebrachten Medikament zu verschlucken, und diese Aufforderung andauernd wiederholen. Dazu ist aber auch nötig, daß Sie eine Schale bereitstellen, in die der Kranke seinen mit dem Medikament beladenen Speichel entleeren kann. Des weiteren dürfen Sie nie an die an sich große Resorptionsbereitschaft des Organismus durch Schleimhäute vergessen und namentlich dann nicht, wenn Sie zum Zwecke der Anästhesierung ein mit Schleimhaut ausgekleidetes Hohlorgan mit der schmerzbetäubenden Lösung auffüllen; die Verweildauer der Lösung im Hohlorgan darf nur eine beschränkte sein; Sie dürfen nicht solange warten, bis der Kranke infolge Resorption zu großer Mengen toxische Erscheinungen bietet. Sie haben es ja gar nicht nötig, das Gift in tiefere Körperabschnitte einzubringen, Sie wollen ja nur eine Oberflächenanästhesie erzielen. Das dürfen Sie aber niemals vergessen!

Die *Infiltrationsanästhesie* ging von der Übung Schleichs und auch Reclus aus, alle Schichten des Operationsbereiches nach der Reihe mit dem Betäubungsmittel zu durchtränken, in jener Reihe eben, wie sie sich im Verlaufe des Eingriffes darboten. Solche Maßnahmen sind aber zeitraubend, da sie das operative Vorgehen immer wieder unterbrechen; sie wirken weiter dadurch störend, daß durch die schichtweise Infiltration die Anatomie der betreffenden Gegend verwischt wird. Sie bietet andererseits wieder den Vorteil, daß sie technisch leicht ausführbar ist, daß sie, da unter Leitung des Auges ausgeführt, den Kranken durch Verletzung eines wichtigen Gebildes oder direkte Injektion in ein Gefäß kaum gefährden kann, daß die blutstillende Wirkung des Adrenalins sich im Operationsgebiete sehr angenehm bemerkbar macht. Dieser letztere Umstand war Veranlassung, bei blutreichen Eingriffen, z. B. einer Laminectomie, außer der Allgemeinbetäubung, die dadurch überdies viel oberflächlicher gehalten werden konnte, wie ich Ihnen dies ja schon auseinandergesetzt habe, die örtliche Umspritzung auszuführen. Sie dürfen aber nicht übersehen — und diese Warnung gilt für jeden in örtlicher Betäubung mit Adrenalinzusatz ausgeführten Eingriff — daß diese Blutstillung durch Adrenalinwirkung nur eine vorübergehende ist, daß anschließend sogar eine Phase folgt, die durch eine Gefäßerweiterung gekennzeichnet ist; Sie sind daher verpflichtet, unter solchen Umständen besonders genaue Blutstillung auszuführen, weil sonst Hämatombildung mit allen ihren möglichen Folgen nahezu mit Sicherheit zu erwarten ist. Auch die Durchtrennung der so ausgiebig durchbluteten Galea, um ein anderes Beispiel zu erwähnen, läßt sich unter Adrenalinwirkung viel schonender für den Kranken ausführen. Die Infiltrationsanästhesie von heute geht aber in Abänderung der ursprünglichen Technik so vor, daß zuerst die tieferen

Schichten und dann erst die hautnäheren Abschnitte durchtränkt werden. Schieben Sie die Nadel nur vor, solange Sie spritzen und aspirieren Sie jedes Mal, bevor Sie an Ort und Stelle ein größeres Depot setzen: direkte Einbringung von Novocain in die Blutbahn werden Sie so vermeiden. Die Infiltration wird weiter heute zeitlich und örtlich vom Eingriff getrennt. Sie erreichen diese beiden Vorteile dadurch, daß Sie erstens nicht das Operationsterrain infiltrieren, sondern durch eine dasselbe räumlich, nicht nur in der Fläche einkreisende Umspritzung alle in Frage kommenden Nerven schon dort unterbrechen, wo sie zum Operationsgebiet heranziehen, nicht erst am Orte des Eingriffs selber. Die zeitliche Trennung erreichen Sie aber dadurch, daß Sie die gesamte Durchtränkung aller nötigen Schichten vor Beginn des Eingriffs ausführen. Sie gewinnen dadurch an Zeit, setzen keine örtlichen Veränderungen am Orte Ihres operativen Handelns und können viel verläßlicher für Schmerzfreiheit des Eingriffs einstehen. Sie müssen sich nur von vornherein über Größe und Ausdehnung des nötigen Eingriffes im klaren sein, weil Nachbessern der örtlichen Schmerzverhütung bei dieser Art der Durchführung mißlich ist und Sie vor allem zur Verwendung größerer Mengen an Anästhetikum zwingen kann als erlaubt ist.

Die *Querschnittsanästhesie* der Extremitäten war ein Schritt weiter; es gelingt, durch Durchtränkung des ganzen Querschnittes der Extremität mit dem Betäubungsmittel alle Nervenbahnen zu unterbrechen und so peripher von der Infiltrationszone schmerzfrei zu operieren. Solches Beginnen ist aber sehr zeitraubend, setzt gelegentlich doch Verletzungen und benötigt große Anästhesiemengen. Es wird heute kaum mehr geübt, da es durch die nächste Art der örtlichen Schmerzverhütung überflüssig geworden ist.

Die *Leitungsanästhesie* stellt eine Fernblockade dar; das den Nerv betäubende Depot wird nun nicht mehr durch breite Durchtränkung der Gewebe an seine Ausläufer und Endäste herangebracht, sondern Sie gehen bewußt und in genauer Kenntnis der Anatomie an den Stamm des Nerven, proximal vom Orte Ihres Handelns heran und setzen nun an oder in seinen Stamm ein umschriebenes Depot höherkonzentrierter Lösung, um diesen Nerv am Orte der Wahl, am Orte Ihrer Wahl zu unterbrechen. Sie haben hier das Analogon zur Gefäßligatur am Orte der Wahl, entfernt vom Verletzungsorte. Sie können sich das Auffinden des Nervenstammes oder Nervengeflechtes, denken Sie an die örtliche Betäubung des Plexus brachialis nach KUHLENKAMPF, dadurch erleichtern, daß Sie mit der Nadelspitze dort suchen, wo Sie ihn Ihrer anatomischen Kenntnisse gemäß erwarten müssen. Injizieren Sie aber erst dann, wenn Sie durch leichtes Bewegen der Nadelspitze Paraästhesien auslösen können; dann wissen Sie, daß Sie am richtigen Orte sind. Solche Leitungsanästhesien bedürfen, wenn Sie gelingen sollen, gelegentlich großer Übung und Erfahrung; erinnern Sie sich an die Größe des foramen ovale, vergegenwärtigen Sie sich weiter, in welcher Dicke es von Weichteilen umgeben wird und daß darunter auch Gebilde sich befinden, die Sie unter keinen Umständen verletzen dürfen, da sonst für den Kranken schwerer Schaden droht, so werden Sie sich an die Leitungsanästhesie des Trigeminus nur dann heranwagen, wenn Sie sie zuvor oft und oft am Kadaver unter späterer Kontrolle durch Farbstoffinjektion geübt haben. Diese Ausführungen sollen gleichzeitig eine Warnung sein und Ihnen die Grenzen der örtlichen Betäubung in weitestem Umriß aufzeigen. Üben Sie später als Allgemeinpraktiker die Umspritzung, die Leitungsunterbrechung an peripheren Nerven, aber gehen Sie nicht näher an das Zentralnervensystem heran, wenn Sie nicht über eine besondere Ausbildung verfügen, da Ihnen sonst unliebsame Zwischenfälle kaum erspart bleiben dürften, da sonst die Sicherheit Ihres Kranken gefährdet werden kann. Und auch die Umspritzung ist schon bis zu einem gewissen Grade Leitungsunterbrechung, so daß Ihnen niemand den Vorwurf machen kann, Sie nützten die Ihnen gegebenen Möglichkeiten etwa mangels von Kenntnissen nicht aus. Die nun noch kurz zu schildernden Leitungsunterbrechungen sind im allgemeinen keine Methoden für den Allgemeinpraktiker.

Sie sollen sie aber aus dem gleichen Grunde kennen, wie Sie über den Ablauf einer Magenresektion Bescheid wissen sollen, die ja auch nicht zu Ihren künftigen Aufgaben gehört, wenn Sie nicht Fachkollegen werden wollen. Denn es ist nichts peinlicher für den Allgemeinpraktiker und es schädigt nichts ihn so sehr im Ansehen seiner Kranken, wenn der Arzt über Methoden, die im nächsten Spital geübt werden, nicht informiert ist, wenn er es sich gefallen lassen muß, vom oft gut beobachtenden Kranken oder dessen Angehörigen unterrichtet oder auch verbessert zu werden. Sie haben dies nicht nötig, wenn Sie sich in Ihrer Ausbildungszeit ordentlich orientieren, wenn Sie auch weiterhin sich an der Hand einer guten Zeitschrift am laufenden erhalten. Dies sind Sie nicht nur Ihrem Ansehen, nicht nur Ihrem Wissen, sondern auch Ihren Kranken schuldig!

Nach dieser Abschweifung vom eigentlichen Thema, die aber für Sie von Wichtigkeit und von mir ehrlich gemeint war, begleiten Sie mich einen Schritt weiter! Die nächste Station, wo Sie die Nervenbahn zweckmäßigerweise unterbrechen können, liegt dort, wo die Nervenwurzeln durch das foramen intervertebrale den Wirbelkanal verlassen und nach der Vereinigung im Ganglion zum gemeinsamen peripheren Nerv zusammengefunden haben. Der Terminus technicus dieser Schmerzverhütungsart lautet: *paravertebrale* bzw. *parasakrale Anästhesie.* Sie findet in der Thorax-, aber auch in der Bauch- und Beckenchirurgie ausgedehnte Verwendung und wurde noch dadurch ergänzt, daß KAPPIS mit der Nadelspitze an die Vorderseite der Wirbelkörper vordrang, um auch die rami communicantes und so das Splanchnicussystem zu unterbrechen. Letzteres Verfahren erfordert aber eine ziemlich diffizile Technik, viele Einstichpunkte und lange Zeit, steigert die Gefährlichkeit schmerzverhütenden Handelns in einer Weise, daß DENK an der Klinik nach ausgedehnter Anwendung dieses Verfahrens auf Grund der dabei gewonnenen Erfahrungen davor gewarnt hat, weshalb auch ich es Ihnen nicht empfehlen kann; und dies um so weniger als Sie in dem schon erwähnten Verfahren nach H. BRAUN, der die

Splanchnicusirradiation bei offenem Abdomen an der Vorderseite des ersten Lendenwirbels, wobei die Nadelspitze zwischen Aorta und Vena cava zu liegen kommt, wenn auch nicht unter Leitung des Auges, so doch unter Leitung des Fingers zu unterbrechen gelehrt hat. FINSTERER hat sich dann um den Ausbau der Methode verdient gemacht und vor allem die ausgedehnte Verwendungsmöglichkeit dieses Verfahrens in der Bauchchirurgie aufgezeigt. Die Bauchdecken müssen, getrennt durch Infiltrationsanästhesie, wieder am besten durch Umspritzung in Form des HACKENBRUCHschen Rhombus, unempfindlich gemacht und entspannt werden. Die Anästhesie des Ganglion Gasseri gehört auch in diese Gruppe der örtlichen Betäubung.

Ein Schritt weiter war die epidurale Anästhesie, die auf die Versuche CATHELINs zurückgeht und sich als *Sakralanästhesie* erhalten hat. Hier werden die Nervenwurzeln von der betäubenden Lösung innerhalb des Sakralkanals umspült und dementsprechend ausgeschaltet, ohne daß Anästheticum in den Duralsack eingebracht wird. Die Sakralanästhesie ist eine ganz ausgezeichnete Methode, in der Sie die ganze Beckenchirurgie treiben können, die auch in der Gynäkologie sehr viel und mit ausgezeichnetem Erfolge angewendet wird, in der Sie z. B. auch sehr zweckmäßigerweise, jedenfalls viel besser als durch Morphinmedikation urologische, schmerzhafte Untersuchungen vornehmen können. Dabei besteht nur eine Gefahr: daß Sie intradural bzw. intravenös injizieren. Warten Sie nach Einbringen der Nadel in den Sakralkanal zwischen beiden Cornua hindurch einige Augenblicke, ob auch nicht Liquor oder Blut abtropft; ist dies nicht der Fall, dann können Sie beruhigtermaßen injizieren; Sie werden keinen Zwischenfall erleben.

Die letzte Möglichkeit erschöpft schließlich die Lumbalanästhesie BIERs. Sie gehen mit einer möglichst feinen Nadel oder noch besser vorerst nur mit einem den Dickeverhältnissen des Kranken in seiner Länge angepaßten Dorn zwischen 4. und 5. Lendenwirbeldorn, in der Höhe der Darmbeinschaufelkämme genau in der Mittellinie durch das Ligamentum flavum durch bis auf die Dura; dann führen Sie durch den Dorn eine ganz dünne Nadel und gelangen durch die Dura in den Conus terminalis, so daß die Nadelspitze zwischen die Caudawurzeln zu liegen kommt und eine Verletzung des in dieser Höhe bereits nicht mehr vorhandenen Rückenmarks ausgeschlossen ist. Sie können auch noch zwischen 3. und 4. Lendenwirbeldorn eingehen, ohne das Rückenmark zu erreichen. Nun wird vorsichtig und ganz langsam ebensoviel Liquor angesaugt als Sie Flüssigkeit injizieren wollen, in der Spritze mit der Anästhesielösung, als die ich Ihnen entgegen dem klassischen Tropacocain 6—8 ccm halbprozentiger, frisch zubereiteter Novocainlösung empfehlen möchte, vermischt und ebenso langsam und vorsichtig wieder eingespritzt. Vermeiden Sie dabei jeden Druck, sowie Tieflagerung des Kopfes, weil so das Mittel bis zum verlängertem Mark hinaufdiffundieren kann; die Folgen davon haben Sie im letzten Kolleg gehört. Diese Beobachtung wurde von dem Amerikaner PITKINS folgendermaßen verwertet:

Das von ihm angegebene Spinocain, das von DEMEL an unserer

Klinik genau studiert und in seiner Anwendungsweise exakt ausgearbeitet wurde, ist ein Novocainpräparat. Durch Zusatz von Strychnin wird die Giftigkeit der Lösung herabgesetzt, durch Beigabe eines Kolloids, Amyloprolamin, wird seine Vermischung und dadurch seine Diffusion im Liquor weitgehend verhindert. Beimengung von Aethylhydrat macht die Lösung spezifisch leichter als Liquor und läßt sie, unterstützt durch Hochstellung des Oberkörpers, für kurze Zeit vorerst aufsteigen, um dann bei einsetzender Beckenhochlagerung ein weiteres Aufsteigen zu unterbinden. Auch ein spezifisch schwereres Präparat als der Liquor findet Verwendung und ist bei lumbaler Darreichung eine sichere Gewähr dafür, daß ein Aufsteigen zum verlängerten Mark nicht eintreten kann, wenn der Oberkörper hochgestellt wird.

Versager kommen vor und sind in Unmöglichkeit der Lumbalpunktion infolge bestehender Veränderungen der knöchernen Wirbelsäule, vorhandener Meningitis serosa nach eventueller alter Fraktur — ich sah einen solchen Fall — oder so niedrigem Liquordruck bedingt, daß mangels Austritt von Liquor eine sichere Kontrolle, ob die Nadelspitze auch wirklich im Spinalkanal liegt, nicht möglich ist, worauf von einer Injektion abgesehen werden soll. Bei Verwendung nur dünnster Nadeln werden Kopfschmerzen oder gar sonstige Zeichen von Meningismus nur ganz ausnahmweise beobachtet. Die öfter einsetzende, nicht unerhebliche Blutdrucksenkung, die durch fortlaufende Blutdruckkontrolle mit dem Manometer erfaßt wird, läßt sich durch Ephedrin oder seine synthetischen Ersatzprodukte, Ephetonin und Rhazedrin, eventuell durch Rephrin, einer Kombination von Adrenalin mit Rhazedrin, erfolgreich bekämpfen. Anästhesie und Bauchdeckenentspannung sind ideal. EISELSBERG bezeichnete sie als „erschütternd". Strenge darauf zu achten ist, daß nach der einmal erfolgten Tieflagerung des Oberkörpers bei Verwendung des spezifisch leichteren Spinocains, diese Lagerung auch beibehalten wird, was gelegentlich von nötigen Umlagerungen (Gallen-, Nieren-, Mastdarmoperationen, nach Beendigung des Eingriffs) leicht übersehen werden kann, aber nicht darf. Ich habe Ihnen diese Art der Rückenmarksbetäubung etwas ausführlicher geschildert, weil sie eine Höhendosierung der Anästhesie erlaubt und sich wirklich idealen Forderungen weitgehend nähert. Freilich ist auch sie nicht ganz ungefährlich, wie Erfahrungen an der Klinik lehrten.

Die Rückenmarksbetäubung muß von Ihnen, wenn sie Sie überhaupt in der Allgemeinpraxis einmal ausführen sollten, wovon ich Ihnen schon abgeraten habe, und wozu Sie auch kaum jemals eine Anzeigestellung finden werden mit Ausnahme vielleicht in Fällen dringlicher Chirurgie bei Unmöglichkeit des Transportes aus irgendwelchen Gründen, mit einer gewissen Scheu ausgeführt werden. Es kann Ihnen schon bei Beginn durch eine unkoordinierte Bewegung von seiten des Kranken die Nadel abbrechen. Es vergeht kaum ein halbes Jahr, daß wir solche abgebrochene Nadeln nicht entfernen müssen. Es liegt dabei keineswegs Schuld oder Ungeschick des Arztes vor, es kann sich dies auch in geübtester Hand ereignen, aber es stellt deshalb eine nicht weniger unangenehme Komplikation dar. Und weiter müssen

Sie sich Ihrer Asepsis vollkommen sicher sein. Setzen Sie bei einer Umspritzung einen Infekt, dann resultiert eine Phlegmone, die Sie wohl durch einen Schnitt in der Regel leicht beherrschen können. Bringen Sie aber mit der Nadel Keime in den Duralsack, dann ist die unausbleibliche Folge eine Meningitis, auch dann, wenn es nur einige wenige und nicht besonders virulente Bakterien waren, mit denen der Organismus im Unterhautzellgewebe ohne weiteres fertig geworden wäre. Und diese Entzündung der weichen Rückenmarkshäute ist nahezu in 100% tödlich, mögen Sie auch unternehmen, was Sie wollen. Ich kann Ihnen dies nicht eindringlich genug betonen, da nur in solcher Erkenntnis das erforderliche Verantwortungsbewußtsein in Ihnen geweckt werden kann. Also auch deshalb nochmals: weg von der Wirbelsäule!

Ich habe letzten Endes dann noch zwei Verfahren zu schildern, die zwar keine allgemeine Anerkennung und Anwendung gefunden haben, die aber zur Gesamtheit des Bildes gehören, das Sie sich von den Möglichkeiten der örtlichen Betäubung machen sollen. Es handelt sich um die *Venenanästhesie* BIERs und die *Arterienanästhesie* nach HOTZ, dem jung verstorbenen Basler Chirurgen. Sie seien nur erwähnt, ohne näher auf Einzelheiten der Anwendung und Technik einzugehen.

Welche dieser Verfahren sollen Sie nun verwenden; denn wenn wir auch die großen Richtlinien der Anzeigestellung zur Schmerzverhütung im Einzelfalle getrennt besprechen wollen, so müssen Sie sich doch schon im Rahmen der heutigen Vorlesung über die zweckmäßige Auswahl unter den einzelnen örtlichen Schmerzverhütungsverfahren klar werden.

HÄRTEL warf die zwei grundsätzlichen Fragen auf: Gestatten die anatomischen Verhältnisse die Umspritzung; gestattet die Art der Innervation die Leitungsanästhesie? Und ich möchte noch als dritte grundsätzliche Frage hinzufügen: gestattet Art und Ausdehnung des Eingriffes Umspritzung oder Leitungsanästhesie? Denn damit kommen wir auf eine Richtlinie, die Sie bei der Durchführung örtlicher Schmerzverhütung niemals vergessen sollen, wenn auch in der Freude an der Methodik und in der Begeisterung am Erfolg hin und wieder daran vergessen wurde. Sie müssen darnach trachten, stets mit dem einfachsten und kleinsten der zur Verfügung stehenden Verfahren das Auslangen zu finden; Sie müssen immer Ausdehnung des Verfahrens mit der Größe des Eingriffs in ein richtiges Verhältnis bringen; Sie sollen mit anderen Worten nur so viel und so hoch an der Nervenbahn ausschalten, als zur Durchführung des in Frage kommenden Eingriffes eben unbedingt nötig ist, nicht mehr, nicht weniger! Sie werden nicht für die Operation einer Paronychie eine Plexusanästhesie machen oder ebensowenig eine epigastrische Hernie in einer ausgedehnten doppelseitigen paravertebralen Anästhesie. Ich würde nicht darüber sprechen, wenn solche Auswüchse technischen Sichauslebens nicht tatsächlich vorgekommen wären.

Die Auswahl der einzelnen Verfahren ist nach der einmal erfolgten Abgrenzung des Operationsfeldes von den Innervationsverhältnissen desselben abhängig. Divergierende Innervation, somit Versorgung des Gebietes aus verschiedenen Nervenstämmen, ist Anzeige zur Umspritzung; als Beispiel vergegenwärtigen Sie sich die Verhältnisse der Kopfschwarte des Hirnschädels. Erfolgt die Innervation parallel wie etwa entsprechend den einzelnen Segmenten am Stamm, dann können Sie umspritzen, dann können Sie aber auch an den einzelnen Intercostalnerven, um beim herangezogenen Beispiel zu bleiben, die Leitung unterbrechen. Die isthmische Form, bei der ein Nervengeflecht sich an umschriebener Stelle zu einem Stamm sammelt, um sich dann wieder zu verästeln, prädestiniert natürlich zur Leitungsanästhesie, zur Unterbrechung eben an jenem Punkt, wo ein kleines Depot alle Fasern ausschalten kann.

Die Methodik der örtlichen Betäubung erfordert ein gewisses Instrumentarium, das Sie natürlich auch persönlichen Erfahrungen und Bedürfnissen anpassen können und auch sollen, das sich aber in großen Umrissen doch in alt bewährten Formen zweckmäßigerweise halten wird. Die Spritzen zur Verabreichung müssen unter allen Umständen auskochbar sein; es kommen daher als ihre Bestandteile nur Glas und Metall in Frage. Als praktisch am brauchbarsten hat sich die Kombination beider Materiale ergeben und zwar in Form der Rekordspritze; Sie werden vor allem solche mit 5 und 10 ccm Fassungsraum benötigen. Ganzmetallspritzen sind zweifellos haltbarer, gestatten aber die für die Sicherheit Ihrer Kranken sehr wichtige Beurteilung der aus dem Gewebe rückaspirierten Flüssigkeit durch das Auge nicht. Rein gläserne Spritzen sind sehr leicht zerbrechlich. Der Stempel muß leicht führbar sein, muß aber auch gut schließen; auch er kann heute nur mehr aus Metall oder Glas sein. Eine solche Rekordspritze, deren Glaszylinder nicht aus Alkaliglas sein soll, weil jeder Alkaligehalt den Adrenalinzusatz zum Anästheticum zerstört, muß aber auch gepflegt werden. Stempel und Hülse werden getrennt, das heißt wohl im gleichen Gefäß, aber nicht der Stempel in der Hülse ausgekocht und zwar so, daß sie vorerst im lauwarmen Wasser zugestellt werden, so daß die Erhitzung nur allmählich auf 100° erfolgt. Und setzen Sie keine Soda zu, wie Sie dies im großen Instrumentenkocher zu tun gewohnt sind. Die Spritze soll aber nach Gebrauch auch sofort gereinigt werden, namentlich bluthältiger Inhalt muß so bald als möglich aus ihr entfernt werden, da Sie später Schwierigkeiten haben dürften und erst durch Zusatz von Laugen eine vollkommene Reinigung erzielen. Und gerade Laugen sollen Sie von Ihrem Anästhesieinstrumenten aus dem dargelegten Grunde fernhalten. Pflegen Sie aber auch Ihre Kanülen; sie sollen niemals ohne eingefettetem Mandrin gut getrocknet aufbewahrt werden. Und wenn Sie Ihre Hohlnadeln besorgen — und erst durch die Erfindung der Hohlnadel zur „hypodermatischen Injektion" durch Wood ist örtliche Schmerzverhütung möglich geworden — dann kaufen Sie sich im allgemeinen feine Nadeln, wenigstens ganz feine für die Anlage der Hautquaddel. Aber auch das Gewebe Ihrer Kranken wird Ihnen dankbar sein und geringere Reaktionen Ihrer „Behandlung" aufweisen, wenn Sie dünnere Nadeln verwenden und nicht Spieße von erschreckender Dimension. Rostfreie Nadeln sind sehr biegsam, müssen infolgedessen oft zurecht gebügelt werden, was Sie kaum selber besorgen können, wenn sie auch nicht abbrechen dürften und daher eine längere Lebensdauer besitzen. Sie werden im allgemeinen verschiedene Hohlnadeln für verschiedene Zwecke vorrätig haben müssen. Auch ein Bajonettansatz soll nicht fehlen und wird Ihnen Ihr Handeln oft sehr erleichtern. Auf einen Umstand aber legen Sie Wert. Schaffen Sie insofern eine gewisse Einheitlichkeit in Ihrem Handwerkszeug, als alle Nadeln an alle Spritzen passen sollen, als Sie nicht etwa Hackenbruchnadeln für Rekordspritzen verwenden wollen und umgekehrt. Sie werden sich damit manchen Ärger und manche Ausgabe ersparen! Die beste Sterilisationsart der Kanülen ist die Heißlufttrockensterilisation durch zwei Stunden auf 140°; verwenden Sie nur Glasspritzen ohne Metallgehalt oder mit besonders hitzebeständiger Kittung, so sollen Sie auch die Spritzen so keimfrei machen. Sie werden aber solche Trockensterilisatoren nicht immer zur Verfügung haben, weshalb Sie besser beim Auskochen bleiben. Nur vor einem Vorgehen muß ich Sie gleichfalls warnen: begnügen Sie sich nicht mit der reinen Alkoholdesinfektion etwa in dem Sinne, daß Sie Spritze und Nadeln in absolutem Alkohol aufbewahren; aneroben Sporen imponiert absoluter Alkohol gar nicht. Und Gasbrandfälle bei solchem Vorgehen haben die traurige, wenn Sie wollen, experimentelle Grundlage dieser eben ausgesprochenen Warnung beigebracht.

Die Herstellung der Lösung soll immer frisch erfolgen; verwenden Sie die „A"-Tabletten der I. G. Farben, so müssen Sie zwar nach Ihrer Auflösung in physiologischer Salzlösung die Lösung durch Aufkochen auch noch sterilisieren, weil Sie sich auf „gekaufte" Sterilität im allgemeinen nicht verlassen sollen. Sie sind dann aber wenigstens des Adrenalingehaltes sicher, da sich Adrenalin in der Trockenform der Tablette noch am sichersten hält, jedenfalls viel sicherer als die Stammlösung in einem irgendwie aufbewahrten Fläschchen. Treiben Sie große Chirurgie, dann halten Sie sich aber auch immer adrenalinfreie Tabletten vorrätig, die Sie für die eventuelle Durchführung örtlicher Betäubung bei der Operation des Basedowkropfes benötigen werden. Sorgen Sie auch dafür, daß die Lösung nicht zu heiß ist; das Aufnahmegefäß ist vom Auskochen noch heiß; die frisch bereitete Stammlösung ist gleichfalls nahe an 100° C; Sie sollen daher zum Auffüllen auf die nötige Verdünnung kühle Salzlösung bereithalten; solches Handeln wird dem Adrenalingehalt zugute kommen; es wird den Kranken vor Hitzeschäden bewahren.

Auch der in örtlicher Betäubung zu operierende Kranke soll vorbereitet werden, somatisch wie psychisch; auch in diesem Falle sollen Sie durch ein Pränarkoticum die Reizschwelle des Kranken herabsetzen, wenn Sie die Psyche nicht überhaupt umdämmern. Sie können sich dazu um so eher entschließen als ja die örtliche Betäubung an sich den Organismus kaum schädigt, wenn sie gewisse Grenzen nicht überschreitet. Kombinieren Sie örtliche Betäubung mit Gasnarkose, wie ich Ihnen dies schon eingehend dargelegt habe; kombinieren Sie aber die Avertinbasisnarkose nicht mit örtlicher Schmerzverhütung, da sie deshalb zu keinen befriedigenden Erfolgen führt, weil infolge Wegfalles jeglicher Hemmung der Kranke auch den leisesten tactilen Reiz mit starker motorischer Unruhe beantwortet, wenn auch nachher dafür völlige Amnesie besteht.

Aber auch die Technik des Operierens muß auf die örtliche Schmerzverhütung Rücksicht nehmen. Operieren Sie zart, unter Vermeidung gröberer Zug- und Druckwirkungen und operieren Sie langsam; Sie haben Zeit, Sie sollen sich auch Zeit nehmen. Sie müssen aber auch Geduld haben, solange zu warten, bis tatsächliche Anästhesie eingetreten ist; und dazu gehören zumindest 10 Minuten; wenn Sie länger warten, werden Sie noch sicherer schmerzfrei operieren. Sie sollen auch nicht nervös werden, immer und immer wieder versuchen, da und dort nachspritzen. Entweder Sie sind sich Ihrer Technik sicher, dann sollen Sie sich darauf verlassen; oder Sie sind nicht sicher, daß Sie richtig und ausreichend Ihr Novocain deponiert haben, dann warten Sie doch einmal genügend lange, bis Sie die Auswirkung der ersten Injektionsserie übersehen können und dann helfen Sie dort nach, wo es fehlt. Aber mit einmal da, einmal dort Spritzen verzetteln Sie nur die Ihnen zur Verfügung stehende Höchstmenge an Anästheticum und erreichen oft erst recht nicht völlige Schmerzfreiheit des Eingriffs. Ihr Handeln muß auch in diesem Falle immer System haben. Auch im Verlaufe der Durchführung der örtlichen Schmerzverhütung können Sie an Schmerzen einsparen, wenn Sie die neue Einstichstelle in einem Gebiete wählen, wo schon durch das letzte Depot Schmerzlosigkeit entstanden ist. Nur von einer Unsitte, weil grundsächlich falsch, möchte ich Sie weiter warnen. Es ist bei Anlage der örtlichen Betäubung zur primären Wundversorgung sehr verlockend, von der Wunde aus in die Umgebung zu injizieren, weil so gleich die richtige Schichtentiefe erreicht wird und auch weniger Schmerzen beim Einstich empfunden werden. Bedenken Sie aber, daß Sie so mit der Nadelspitze durch das gequetschte, mit Keimen beladene Wundrandgewebe, das Sie ja eben wegen seiner Gefahr für den Wundverlauf entfernen wollen, in noch gesundes Gewebe vordringen, daß Sie also durch solches Handeln die ganze nachfolgende Wundrandexcision, die sich immer wieder so segensreich auswirkt, wenn sie zeitgerecht durchgeführt werden kann, illusorisch machen.

Und vergessen Sie nicht auf die Psyche Ihrer örtlich schmerzbetäubten Kranken. Manchen Kranken erweisen Sie eine Wohltat, wenn Sie alle Sinneseindrücke von ihnen möglichst fernhalten, wenn Sie also Augen verbinden, Ohren verstopfen, wobei Watte später leichter zu entfernen ist als das auch zu diesem Zwecke vorgeschlagene Wachs. Andere Kranke werden solche Maßnahmen wieder empört zurückweisen. Alle Ihre Kranken sollen aber möglichst bequem während des Eingriffes gelagert sein; das wird jeder von ihnen angenehm empfinden. Achten Sie auf ihre Gespräche, wenn schon überhaupt während des Eingriffes Gespräche geführt werden sollen. Seien Sie besonders mit Aussprüchen über Gut- oder Bösartigkeit einer Geschwulstbildung vorsichtig, zumal wenn es sich nur um eine Probefreilegung handelt. Sie können durch eine unvorsichtige Bemerkung noch Monate froher Zuversicht und glücklicher Ahnungslosigkeit in seelische Höllenqualen verwandeln. Auf den „Eventualnarkotiseur" habe ich Sie schon verwiesen. Reicht die Schmerzverhütung durch örtliche Betäubung aber nicht aus, dann machen Sie keine Märtyrer aus Ihren Kranken; Sie schonen damit weder Ihre Kranken, noch werden Sie deren Anzahl vermehren. Gehen Sie rechtzeitig zur Allgemeinbetäubung über und seien Sie aus diesem Anlasse noch einmal auf die Gasnarkose zur geeignetsten Kombination hingewiesen.

Es ist im Rahmen dieser Vorlesung ausgeschlossen, auf nähere Einzelheiten der Technik, geschweige denn auf die einzelnen Verfahren für die besonderen Eingriffe näher einzugehen. Sie müssen örtlich betäuben geradeso lernen wie Sie operieren lernen müssen; Sie müssen die Schmerzverhütung für jene kleineren, typischen Operationen, die Sie in Ihrer Allgemeinpraxis sehr gut ausführen können, ebenso üben wie die Durchführung der Eingriffe selber. Dazu werden Sie gelegentlich Ihrer Dienstzeit während der Spitalausbildung auf den chirurgischen Abteilungen Gelegenheit haben. Dort werden Sie ja auch einmal narkotisieren lernen. Ich hatte Ihnen nur den Grundstock mitzugeben, auf dem Sie dann später Technik und spezielle Methodik aufbauen können.

Elfte Vorlesung.
Anzeigestellung zur Wahl der Schmerzverhütung im Einzelfalle.

Ich habe mich im Verlaufe unseres Kollegs bemüht, Vorteile und Gefahren, Wert und Leistung, Art und Weise der Anwendung der verschiedenen Schmerzverhütungsverfahren klarzulegen und wir müssen nun daran gehen, Bilanz zu machen und Richtlinien für die Wahl des Schmerzverhütungsverfahrens im Einzelfalle zu gewinnen, Anzeigestellungen herauszuschälen, damit Sie jedem Ihrer Kranken das Verfahren angedeihen lassen können, das für ihn am zweckmäßigsten und sichersten ist.

Nur der Mann hat bei der Wahl die Qual, der nicht weiß, was er wählen soll. Sie müssen sich also einmal darüber klar werden, was wir von einem idealen Schmerzverhütungsverfahren verlangen würden, wenn wir es nach unseren Wünschen schaffen könnten. Was müßte also ein Idealverfahren alles leisten?

Ich habe immer wieder bis zur Eintönigkeit eine Forderung in den Vordergrund gestellt, die wir vor allem erheben müssen und das ist die Forderung nach maximaler Sicherheit. Eine solche Sicherheit ist aber kein Einzelbegriff, sondern stellt einen ganzen großen Komplex dar, den wir nun analysieren wollen. Beim ersten Schritt hierzu ergeben sich schon Widersprüche. Jeder Kranke ist anders, stellt auf Grund des Zustandes seines Körpers andere Anforderungen an ein solches ideales Schmerzverhütungsverfahren. Die Einmaligkeit des Organismus rächt sich. Der Abänderungen durch Krankheit und Eingriff sind bei der an sich so variablen Ausgangsgröße zu viele!

Der ausgeblutete Kranke, dessen Puls Sie auch mit geübter Hand kaum finden, steht dem Hypertoniker gegenüber, dessen hochgespannter Blutdruck auch nicht die leiseste Steigerung mehr erlaubt, ohne daß die drohende Katastrophe eintritt; der Neurastheniker, der nicht einmal das Wort „Operationssaal" hören kann, ohne durchzugehen, widerstreitet dem willenstarken Individuum, das sich aus grundsätzlicher Einstellung des Bewußtseins nicht berauben läßt; die Unmöglichkeit örtlicher Schmerzverhütung — denken Sie an eine diffuse Kotperitonitis —, steht der absoluten Kontraindication einer Allgemeinbetäubung — erinnern Sie sich an die große Aspirationsgefahr bei Eröffnung eines retorpharyngealen Abscesses — gegenüber. Großes Sauerstoffbedürfnis, nötiger Überdruck stellen andere Anforderungen als Verringerung der Sauerstoffträger oder der Oxydationsvorgänge im Körper überhaupt. Der eine Eingriff ist in wenigen Minuten durchgeführt, der andere benötigt zu seiner Ausführung Stunden, ein dritter wird als kurzdauernder begonnen, aber unerwartete Befunde zögern ihn auf Stunden hinaus, ein vierter läßt erwarten, daß er längere Zeit in Anspruch nimmt; er ist aber wegen der Aussichtslosigkeit chirurgischen Handelns in kürzester Zeit beendet. Solche unvereinbare Tatsachen und Forderungen an ein und desselben Verfahren ließen sich noch in vielen Beispielen bringen. Ich hoffe Ihnen schon an den gebrachten Exempeln gezeigt zu haben, daß *ein* Verfahren unmöglich alle Forderungen erfüllen kann.

An weiteren Teilsicherheiten wären noch folgende zu erwähnen: Größtmöglichste Narkosebreite, d. h. größte Spannung zwischen wirksamer und tödlicher Dosis, muß mit möglichst geringen toxischen Eigenschaften vergesellschaftet sein. Das zu wählende Vorgehen muß in dem Sinne sicher sein, daß die nötigen Maßnahmen einfach sind, geringste Möglichkeit für Fehlerquellen bieten und keine besonderen, im Einzelfalle nicht realisierbare Personalbedingungen stellen. Das vorzuziehende Schmerzverhütungsverfahren muß für die Umgebung des Kranken sicher sein (Explosionsgefahr); es muß auch dem Operateur Sicherheit gewähren, daß eine so vollkommene Schmerzverhütung erzielbar ist, die jeden nötigen Eingriff auch tatsächlich erlaubt. Das dabei verwendete Pharmacon muß auch in dieser Hinsicht sicher sein, daß Änderungen seiner Zusammensetzung und Wirkung unter leicht durchführbaren Aufbewahrungsbedingungen nicht eintreten, bzw. daß jederzeit ausführbare, einfache Kontrollen solche Veränderungen nachweisen lassen. Es muß schließlich in seiner Dauer und Nachwirkung sicher sein, um alle daraus sich ergebenden üblen Zufälle und Folgerungen auszuschließen.

Wenn ich Sie dann noch einmal daran erinnern darf, daß verschieden kranke Organismen mit den jeweils verschiedensten Reaktionsbedingungen und den durch den einzelnen Eingriff gesetzten, differentesten Störungen es sind, an denen das zu beurteilende Schmerzverhütungsverfahren angewendet werden soll, dann werden Sie sich wohl ohne weiteres zur Überzeugung durchringen, daß es nicht *ein* Schmerzverhütungsverfahren gibt und geben kann, das nur eine Vielheit allen diesen mannigfaltigen Bedürfnissen nachzukommen vermag. Sie werden die in unserer Eingangsvorlesung schon aufgestellte Forderung nach weitgehendster Individualisierung der Schmerzverhütung sich voll und ganz zu eigen machen; Sie müssen dann aber auch die Schlußfolgerungen daraus ziehen; Sie dürfen sich dann nicht damit begnügen, ein oder zwei Verfahren sich zu eigen zu machen, sondern Sie müssen sich eine universelle Ausbildung in den verschiedensten Schmerzverhütungsverfahren zu erwerben trachten.

Andererseits darf man den Boden der Wirklichkeit nicht verlieren. Sie müssen immer viel mehr verlangen, als Sie zu erreichen hoffen; Sie müssen aber auch wissen, was absolute Notwendigkeit darstellt, die eine Herabsetzung nicht duldet. Es müssen daher aus der großen Zahl der Ihnen nun im Laufe unserer Kollegs dargelegten Schmerzverhütungsverfahren jene herausgeschält werden, die für die Anwendung in der allgemeinen chirurgischen Praxis besonders in Betracht kommen, die nicht nur an großen Anstalten mit reichem und besonders geschultem Personal durchführbar sind, sondern sich auch für kleinere Krankenhäuser eignen.

Eine Abgrenzung der örtlichen von der allgemeinen Betäubung im Sinne radikaler Einstellung für die eine oder andere Seite kommt heute nicht mehr in Betracht. Das sind Kampfstandpunkte, wie sie sich immer wieder während vor sich gehender Entwicklungen ergeben, die aber heute wohl allgemein überwunden sind. Die beiden Verfahren haben jedes seine Vorteile, jedes seine Schattenseiten; sie haben sich nicht gegenseitig zu ersetzen, sondern in glücklichster Weise zu ergänzen, wie ich Ihnen dies ja schon bei der Besprechung der kombinierten Schmerzverhütung klarzulegen versucht habe. Trotzdem in Kürze eine Gegenüberstellung nicht zweier feindlicher Lager, sondern zweier Bundesgenossen. Zweck ist somit nicht, zu zeigen, was das eine Verfahren kann und was es nicht kann, sondern was beide zusammen können, wenn sie sich an ihren schwachen Punkten ergänzen.

Die örtliche Betäubung ist rasch ausführbar, macht weitgehend unabhängig von Personal, wenn Sie auch auf einen „Eventualnarkotiseur" nur unter den zwingendsten Umständen verzichten sollen; sie ist bei entsprechender Technik innerhalb der zulässigen Dosen verhältnismäßig sehr sicher; sie wird nur dann gefährlich, wenn sie forciert wird. Sie nimmt nicht Rücksicht auf die Psyche des Kranken, ist keineswegs frei von recht unliebsamen Zwischenfällen, erfordert manchmal eine sehr schwierige und nur durch lange Übung erwerbbare Technik und kommt gelegentlich aus in der seelischen oder körperlichen Beschaffenheit des betreffenden Kranken gelegenen Gründen der Forderung nicht nach, wirkliche Schmerzfreiheit zu schaffen. Sunt denique fines — es wachsen auch die Bäume der örtlichen Betäubung nicht in den Himmel.

Die sich in der Nachkriegszeit breit machende Tendenz, „was kann ich noch alles in örtlicher Betäubung operieren", ist grundsätzlich falsch. Diese Einstellung wurde auch vom Altmeister der örtlichen

Betäubung H. Braun, niemals in dieser Form vertreten, und eine Übersicht der an seiner Station geübten Schmerzverhütungsverfahren zeigt, daß für ihn in der Hälfte der stationären Fälle eine Höchstgrenze der Anwendung örtlicher Betäubung war. Die gleiche Zahl wird auch heute an modernen chirurgischen Kliniken im Durchschnitt festzustellen sein, sie gilt auch für die Kliniken Eiselsberg, Clairmont, Ranzi und Denk, soviel ich unterrichtet bin.

Die Allgemeinbetäubung berücksichtigt in erster Linie das seelische Erleben des Kranken, läßt sich aber heute doch mit Verfahren erzielen, die, namentlich wenn sie in an sich unschädlichen Einzeldosen kombiniert werden, gröbere Schäden des so behandelten Organismus unwahrscheinlich werden lassen, jedenfalls in nicht wesentlich höherem Ausmaß bedingen als die örtliche Betäubung. Die Technik ihrer Durchführung ist an sich meist einfacher, abgesehen vielleicht von den Gasnarkosen; ihre Ökonomie bleibt allerdings weit hinter der örtlichen Betäubung zurück, auch wenn Sie nicht besonders teuere Apparaturen in Rechnung stellen. Die Verwendbarkeit der allgemeinen Betäubung ist eine allgemeinere und für manche Eingriffe und manche Menschen unentbehrlich. Und es will mir scheinen, als daß derzeit das Pendel wieder sehr zugunsten der Allgemeinbetäubung ausschlagen würde, woran zum Teil Propaganda mit wirksamen Schlagworten im Interesse gewisser Präparate, zum Teil eine stärker als bisher allgemein übliche Berücksichtigung des Leib-Seeleproblems, zum Teil wohl auch Zermürbung der Nerven und Herabsetzung der Widerstandsfähigkeit in Krieg und Nachkriegszeit mit all ihren Nöten kausalen Anteil hat.

Daß Sie aber durch Vereinigung die Vorteile beider Verfahren erhöhen, die Nachteile wesentlich herabmindern können, kann ich Ihnen nicht oft genug wiederholen. Betäuben Sie die Seele mit einem hierzu unschädlichen Narkoticum und operieren Sie in örtlicher Schmerzverhütung, wenn Sie dadurch keine Schäden setzen müssen — dann haben Sie allen Anforderungen entsprochen. Warum Sie kombinieren müssen und wie Sie kombinieren müssen, habe ich Ihnen schon ausführlich dargelegt. Auch Wiederholungen haben ihre Grenzen. Sie müssen eben immer trachten, unter den gebotenen Möglichkeiten ein Optimum für Ihren Kranken herauszuholen. Es stellt z. B. gewiß kein Optimum dar, wenn Sie in an sich sehr zweckmäßiger Weise in das Spektrum ihrer Kombinationen die Gasnarkose einbeziehen wollen, auch den Apparat zur Verfügung haben, dann aber der „Narkotiseur" so wenig vertraut mit dem Verfahren ist, daß der Kranke infolge langdauernder Cyanose und Asphyxie zugrunde geht. Sie müssen sich den Umweltsbedingungen anpassen und Kompromisse schließen. Ich will es zufrieden sein, wenn Ihnen der Begriff der Kombination überhaupt geläufig geworden ist, wenn Sie die Überzeugung mitnehmen, daß Sie auch dann noch viel weniger schaden, wenn Sie reine Infiltrationsanästhesie mit Äthernarkose kombinieren, als wenn Sie reine Äthernarkosen machen.

Sie sollen nun in großen Zügen erfahren, wie wir an der Klinik Eiselsberg Schmerzverhütung treiben, welche Anzeigestellungen bei

der Auswahl des einzuschlagenden Schmerzverhütungsverfahrens bzw.
ihrer Kombinationen im Einzelfall uns leiten.

EISELSBERGs Klinik: MAYO clinic:

	46,2% Äther	20,3%	
53.7%	0,4% Chloroform	0,09%	48,79%
	5,0% Gas	28,4%	
	2,1% Avertin	—	

3,9%	2,1% lokal + Äther	1,6%	6,2%
	1,8% lokal + Gas	4,6%	

		lokal	
42,4%	8,6%	lumbal	45,0%
	3,2%	Splanchnicus	
	30,6%	örtlich	

So sieht eine Tafel aus, auf der eine Übersicht der Verfahren zur
Darstellung gebracht ist, wie sie im Schuljahre 1929/30 an der Klinik
geübt worden sind. Zum Vergleich habe ich Ihnen eine Zusammenfassung von LUNDY aus der MAYO-Klinik, allerdings aus dem Jahre 1925
gegenübergestellt. Ich kann aber weiter hinzufügen, daß auch bei uns
seither der Anteil für die Gasnarkose gestiegen, die entsprechende Zahl
der reinen Äthernarkosen dementsprechend gesunken ist.

Der Eingriff am Hirnschädel, ob nun wesentlicher Hirndruck besteht oder nicht, wird in örtlicher Schmerzverhütung durchgeführt,
die bei großer Unruhe des Kranken durch einen ganz oberflächlichen,
protrahierten Ätherrausch ergänzt wird. Wir haben namentlich Avertin,
das ja infolge der Entbehrlichkeit jeder Maske gerade für den Schädeleingriff sehr angenehm wäre, bisher zu diesem Zwecke nicht verwendet,
weil wir bei den an sich schwer geschädigten vegetativen Zentren dieser
Kranken seine Wirkung auf das verlängerte Mark fürchten, weshalb
wir in solchen Fällen auch jedes Pränarkoticum weglassen. Ich will
Ihnen aber nicht verschweigen, daß von verschiedenen, sicher ganz
verläßlichen Seiten über gute Ergebnisse mit Avertinnarkosen in der
Schädelchirurgie berichtet wurde. Ich kann Ihnen aber über keine
eigenen diesbezüglichen Erfahrungen etwas mitteilen.

Auch die Eingriffe im Gesichtsschädel werden durch die Maske in
empfindlicher Weise gestört. Sie können hier wohl die meisten nötigen
Eingriffe in örtlicher Betäubung durchführen. Allerdings sind plastische
Operationen nur in der technisch an sich oft schwierigen Leitungsanästhesie ausführbar, weil örtliche Infiltration die gegebenen Verhältnisse in merkbarer Weise verändert und wohl einmal auch die Ernährung des Lappens beeinträchtigen kann. Hier hat sich auch uns
die Avertinnarkose ausgezeichnet bewährt.

Für die Eingriffe in der Mundhöhle und an den Kiefern ist der Leitungsanästhesie unbedingt der Vorzug zu geben, weil nur so verläßliche
Schmerzverhütung gewährleistet wird und eine allgemeine Betäubung
wegen der bestehenden Aspirationsgefahr nicht in Frage kommt. Hier
hat sich ja die örtliche Schmerzverhütung in ganz besonders segensreicher Weise ausgewirkt, was sich auch in deutlichem Abfall der Sterb-

lichkeit dieser Eingriffe seit Einführung der örtlichen Schmerzbetäubung gezeigt hat.

Mehr konservative Eingriffe wie die Entfernung kleiner Geschwulstbildungen oder etwa das Spicken eines Zungencarcinoms mit Radiumnadeln lassen sich nach Umspritzung des betreffenden Gebietes oder auch nur in reiner Oberflächenanästhesie schmerzfrei durchführen, so daß sich in solchen Fällen kompliziertere Leitungsanästhesien erübrigen.

Zur Operation der kindlichen Gaumenspalte können Sie gleichfalls örtliche Betäubung heranziehen, werden aber doch gelegentlich um eine allgemeine Betäubung mit dem JUNKERschen Gebläse nicht herumkommen. Verwenden Sie aber gleichzeitig örtliche Betäubung, dann kommen Sie mit Äther aus und brauchen nicht auf die BILLROTHsche Mischung, die vom Kinde ja im allgemeinen besser vertragen wird, zurückzugreifen. Aber Chloroform bleibt Chloroform; erinnern Sie sich, was ich Ihnen darüber vorgetragen habe.

Die Operationen am Halse eignen sich gleichfalls fast ausschließlich zur örtlichen Betäubung, die Sie so wirklich vollkommen schmerzfrei gestalten können. Selbst ganz große Eingriffe wie Gefäßnähte können Sie so ausführen. Aber es gibt auch hier Ausnahmen. Verzichten Sie z. B. bei der Basedowschen Krankheit nicht auf die Möglichkeiten, die Ihnen das Avertin bietet. Sie können, wie ich Ihnen dies schon erläutert habe, damit den Kranken über Operationstag und -termin absolut hinwegtäuschen und so der psychischen Labilität gerade dieser Kranken weitgehend Rechnung tragen.

Eingriffe an der Brustwand werden Sie gleichfalls in örtlicher Betäubung ausführen, wenn sich diese auf umschriebenem Gebiete abspielen. Ansonsten werden Sie auch hier zur Allgemeinbetäubung greifen, weil das Schmerzverhütungsverfahren sonst zu kompliziert wird. Die kombinierte Avertin- oder Scopolamin-Morphin-Ephetonin- oder Äther-Gasnarkose wird allen Ihren Anforderungen weitgehend gerecht. Und kommt es zu einer Pleuraverletzung, dann können Sie diese unter augenblicklich einsetzendem Überdruck sofort wieder decken. Intrapleurale Eingriffe in örtlicher Betäubung lehnt SAUERBRUCH wegen der Entstehungsmöglichkeit gefährlicher pleuraler Reflexe ab; außerdem ist die Verwendung des Überdrucks in örtlicher Betäubung in genügender Intensität kaum durchführbar, gerade für diese Eingriffe aber unerläßlich. Die eben genannten Kombinationen sind auch für den intrapleuralen Eingriff vorzuziehen, wobei Sie am besten noch ausgedehnter kombinieren, weil Sie weder von Morphin-Scopolamin, noch von Avertin wegen der Beeinflussung der Atmung und des Kreislaufs durch diese Mittel höhere Dosen verwenden sollen, weil Sie aber auch an Äther bei der meist bestehenden Erkrankung von Lunge und Luftwegen möglichst einsparen sollen. Und ohne Druckdifferenz keine intrathorakale Chirurgie, die ja eben erst durch den genialen Gedanken SAUERBRUCHs und sein weiteres Schaffen das wurde, was sie heute ist. Dazu benötigen Sie aber wieder die Apparatnarkose mit geschlossenem System.

Für die Eingriffe an der Brustdrüse wird bei entzündlichen Erkrankungen der Chloräthylrausch genügen, für die Entfernung kleinerer,
gutartiger Geschwülste die örtliche Betäubung in Frage kommen, wobei
ich Ihnen den Rat geben möchte, die Lage der zu entfernenden Geschwulst vor der Umspritzung genau zu markieren, da Sie sonst später
oft lange suchen müssen. Für die Entfernung der Brustdrüse, die ja
wohl fast immer auch von der Ausräumung der Achselhöhle begleitet
sein dürfte, sowie für die Durchführung plastischer Operationen an den
Brustdrüsen empfiehlt sich die Allgemeinbetäubung mit einer der erwähnten Kombinationen mit Gas, wenngleich Ausnahmen zugunsten
der Äthernarkose wie auch der örtlichen Betäubung unter besonderen
Umständen angezeigt erscheinen können.

Die Bauchchirurgie verlangt eine weitgehende Entspannung der
Bauchdecken, die daher auf irgendeine Weise lahmgelegt werden
müssen. Die Erfüllung dieser Forderung gelingt Ihnen am sichersten
und am schonendsten für den Kranken durch örtliche Betäubung,
die Sie auch nach Aufhören ihrer Wirkung bei länger dauernden Eingriffen ohne Bedenken wiederholen können, die Sie vor Schluß der
Bauchdecken wiederholen sollen, um ein kampf- und spannungsloses
Schließen derselben zu ermöglichen. Für den Eingriff im Oberbauch
ist weiter zur intraabdominellen Schmerzbekämpfung, das Fehlen gröberer entzündlicher Reaktion des Bauchfells vorausgesetzt, die Splanchnicusanästhesie nach Braun das Vorgehen der Wahl. Freilich ersparen
Sie auch dem nicht übermäßig erregten Kranken schweres Erleben,
wenn Sie durch eine gleichzeitige Lachgasnarkose die Psyche ausschalten. Für die Operation im Unterbauch können Sie zweckmäßigerweise, namentlich bei sehr fetten Kranken, die Rückenmarksbetäubung
mit Spinocain verwenden, für kurzdauernde Eingriffe wird die Lachgas
Äthernarkose das Verfahren der Wahl sein, mit dem Sie auch die größten
Eingriffe zur Ausführung bringen können. Wenn Sie auch in diesem
Falle die Bauchdecken umspritzen, werden Sie viel an Äther ersparen
und wesentlich leichter in der Tiefe arbeiten können.

Liegt eine Peritonitis oder ein Darmverschluß vor, dann würde ich
die Äthernarkose nach Morphin-Atropinvorbereitung mit der Ombredanneschen Maske empfehlen, es sei denn, daß Sie nur eine Fistel
oder eine Drainage anlegen, für die natürlich örtliche Betäubung vollkommen ausreicht. Aber schon zur Spülung oder zur Orientierung
im Bauch kommen Sie damit nicht mehr zurecht und müssen die in
diesem Falle schonendste Äthernarkose in oben angeführter Weise in
Anwendung bringen. Für die Operation des unkomplizierten Darmverschlusses können Sie auch die Spinocainanästhesie in Erwägung
ziehen, besonders wenn eine spastische Komponente vorhanden ist.
Bei schon vorgeschrittener Intoxication würde ich wegen der doch
immerhin merklichen Blutdrucksenkung, die der Rückenmarksbetäubung an sich eigen ist, davon abraten.

Bei Eingriffen an der Bauchwand, möge es sich um Hernien, Plastiken
oder kleinere Geschwülste handeln, wird der örtlichen Betäubung im
allgemeinen der Vorzug zu geben sein. Sie kommt natürlich nicht in

Betracht, wenn entzündliche Veränderungen überwiegen — denken Sie an eine Kotphlegmone bei einem eingeklemmten Bruch — oder malignes Wachstum vorliegt, weil Sie dann doch möglicherweise in der Radikalität Ihres Handelns gehemmt werden. Sie werden auch dann nicht immer das Auslangen damit finden, wenn starke Spannungsmomente zu überwinden sind. Und Sie sollen dann der Allgemeinbetäubung — und hier treten wieder die verschiedenen Kombinationen mit Gas in ihre Rechte — den Vorrang einräumen, wenn ausgedehnte Eingriffe — ich erinnere Sie an die Beseitigung übergroßer Hängefettbäuche bei bestehender Nabelhernie — nötig sind. Ich darf Sie weiter an das über Blustillung nach örtlicher Betäubung Gesagte erinnern; bei der völligen Bluttrockenheit, die wir vom Transplantatbett — Sie sollen z. B. Epithelkörperchen in eine präperitoneale Tasche implantieren — verlangen müssen, ist auch in diesem Falle der Allgemeinbetäubung in einer Kombination mit Gas, wie ich Sie Ihnen heute schon zu wiederholten Malen erwähnt habe, der Vorzug zu geben.

Sie können sämtliche Eingriffe am Urogenitaltract in örtlicher Betäubung durchführen; Sie werden aber für Ihre Kranken schonender handeln, wenn Sie dies in einer Kombinationsnarkose tun, wenn nicht ganz bestimmte Anzeigen für die ausschließliche Verwendung der örtlichen Betäubung sprechen; und selbst dann können Sie dem Urämiker ebenso wie dem kreislaufschwachen, emphysematischen Prostatiker höchsten Alters die Wohltat der Gasnarkose in Kombination mit örtlicher Betäubung zukommen lassen. Avertin sollen Sie bei geschädigter Niere nicht verwenden. Für nur unter Schmerzen ausführbare endoskopische, urologische Untersuchungen oder Eingriffe sei Ihnen die Sacralanästhesie wärmstens ans Herz gelegt. Sie werden sich wundern, wie Sie so eine sonst kaum auffüllbare tuberkulöse Reizblase bequem und schmerzfrei cystoskopieren können. Auch für die Eingriffe am Enddarm hat sich die Sacralanästhesie ausgezeichnet bewährt; schalten Sie noch die Psyche mit Gas aus, so macht es keinerlei Umstände, sollten Sie z. B. das Rectumcarcinom wirklich nicht von unten nach der KRASKE-HOCHENEGGschen Methode entfernen können, durch Beigabe von Äther oder örtlicher Umspritzung der Bauchdecken die nötige Laparotomie anschließen zu können, wenn Sie den Eingriff nicht überhaupt auf Grund des gegebenen Befundes so begonnen haben. Auch Spinocain leistet für solche kombinierte Eingriffe Ausgezeichnetes.

An den Extremitäten sollen Sie von der örtlichen Betäubung ausgedehnten Gebrauch machen; ich denke da ganz besonders an die Versorgung von Frakturen; aber auch die Reposition von Luxationen läßt sich in dieser Art der Schmerzverhütung meist spielend durch die so erzielte weitgehende Muskelentspannung, die sich ja auch für die Richtigstellung der Fragmente des Knochenbruches äußerst angenehm auswirkt, durchführen. Freilich müssen Sie Ihrer Asepsis ganz sicher sein. Denn sowohl das Gelenk als auch das Frakturenhämatom sind ein ganz ausgezeichneter Nährboden für eingebrachte Keime — und die Folgen eines solchen Infekts sind unübersehbar. Daher handeln Sie im angedeuteten Sinne, aber handeln Sie nur so, wenn Sie es auch unter Berücksichtigung der eben dargelegten Gesichtspunkte verantworten können. Es geht um die Sicherheit Ihrer Kranken, die Ihnen ja vor allem am Herzen liegen soll!

Für größere Eingriffe, wie Absetzungen, Gelenkplastiken, Muskeltransplantationen und Sehnenauswechslungen, ebenso aber auch unblutige orthopädische Operationen wie selbstverständlich für Eingriffe zur Bekämpfung eitriger Erkrankungen kommt wieder eine Kombination mit Gas in Frage; Sie können natürlich ebensogut eine Äthernarkose mit der OMBREDANNEschen Maske ausführen, ohne den Kranken wahrscheinlich wesentlich mehr zu schädigen. Aber schonender handeln Sie zweifellos, wenn Sie den Äther weglassen oder nur in ganz geringen Mengen verwenden.

Hier ist weiter die Frage der Schmerzverhütung bei der operativen Behandlung der Panaritien, die ja für Sie von besonderer Wichtigkeit ist, zu klären. Sitzt der entzündliche Prozeß nur an der Peripherie des Fingers, also etwa nur an der Endphalange, dann können Sie mit voller Berechtigung eine typische Anästhesie nach OBERST anlegen und so sämtliche Digitalnerven durch Leitungsanästhesie am Orte der Wahl fern vom Eiterherd ausschalten. Sie dürfen aber nicht überrascht sein, wenn Sie gelegentlich doch einmal einen Infekt der injizierten Gegend auf dem Wege der Lymphbahnen vom Eiterherd her erleben, der ja vielleicht auch ohne Ihre Einspritzung entstanden wäre, durch sie aber sicher in seiner Entwicklung, wenn nicht in seinem Zustandekommen unterstützt wurde. Sie werden demnach sicherer vorgehen, wenn Sie eine Allgemeinbetäubung durchführen, die, wie ich Ihnen schon ausgeführt habe, in diesem Falle am einfachsten mit einem Chloräthylrausch zu erzielen ist, der für kurze Eingriffe, die eine oberflächliche Allgemeinbetäubung aus irgendeinem Grunde erfordern, das Vorgehen der Wahl darstellt.

Es bleibt nun noch jene Gruppe von Kranken zu besprechen, die EYMER unter dem Sammelbegriff der „allgemeinen Inoperabilität" erfaßt wissen will; es sind Kranke, die infolge weit fortgeschrittener Erkrankung, wegen konkomitierender Kreislauf- oder sonstiger Organschäden, wegen gleichzeitiger Stoffwechselstörungen an sich für Eingriff wie Schmerzverhütung weitgehend ungeeignet sind. Und gerade in solchen Fällen sind Sie verpflichtet, zu Verfahren zu greifen, die den Organismus in ihren Auswirkungen am wenigsten belasten. Nach all dem Gesagten kann über Ihre Wahl kein Zweifel bestehen; Gas und örtliche Betäubung; ist letztere unmöglich, dann etwas Äther; kein Avertin, noch weniger Chloroform, das Sie ja überhaupt in meinen heutigen Ausführungen vergeblich gesucht, aber wie ich hoffe, nicht vermißt haben werden. Es gibt heute keine Anzeige mehr für die Verwendung von Chloroform!

Ungeeignet für jede Art der Schmerzverhütung ist auch der Potator, der an Alkaloide gewöhnte Kranke; Sie werden mit der örtlichen Betäubung in solchen Fällen keine reine Freude erleben, weil eben diese Menschen keinerlei Hemmungen besitzen und nicht über ein bißchen Selbstbeherrschung verfügen, ihre Reizschwelle meist überdies tiefer liegt als die durch obengenannte Gifte nicht geschädigter Kranker. Auch mit vernünftigem und beruhigendem Zureden kommen Sie in solchen Fällen zu keinem Ende. Aber auch die Allgemeinbetäubung gelingt nur mit Dosen, die über den üblichen liegen. Hier hat sich der Avertineinlauf ausgezeichnet bewährt; aber seien Sie in der Dosierung vorsichtig, weil es ja an sich schon geschädigte Organismen sind, denen Sie Avertin verabreichen; und sagen Sie den Kranken vom Zweck des Einlaufs nichts, da Sie es sonst erleben werden, daß der Einlauf absichtlich wieder entleert wird, bevor genügend Avertin zur Resorption gelangt ist. Und dann führen Sie in diesen Fällen am besten die Äthernarkose mit der OMBREDANNEschen Maske aus; gegen Gas sind solche Individuen zumeist sehr resistent, auch ist ihr Sauerstoffbedürfnis — ich meine vorab die Säufer — meist recht bedeutend. Freilich wird Sie eine etwa schon bestehende alkoholische Lebercirrhose zu äußerster Vorsicht mit Äther mahnen. Dann greifen Sie lieber noch zu höheren Morphindosen, ohne nicht darauf zu vergessen, daß sich Morphin und Avertin in ihrer Wirkung aufs Atemzentrum kumulieren können.

Diese Übersicht ist gewiß nicht erschöpfend; sie soll Ihnen ja auch nicht ein lückenloser Ratgeber sein, der schon deshalb nicht möglich ist, weil die Verhältnisse am Krankenbett es sind, die Ihnen Ihr Handeln vorschreiben werden; und die sind so mannigfaltig, daß sie sich nicht in wenigen Seiten darstellen lassen. Sie sollen aus den gegebenen Beispielen nur lernen, nach welchen großen Richtlinien Sie Ihre Anzeigenstellung einrichten sollen, wenn Sie Ihren Kranken das beste leisten wollen, was Sie können: ausreichende Schmerzfreiheit des Körpers und der Seele bei größtmöglichster Sicherheit für Leben und Gesundheit.

Zwölfte Vorlesung.

Schmerzverhütung vor und nach dem Eingriffe.
Einige Leitsätze zur Schmerzverhütung.

Wenn wir uns heute abschließend mit der Schmerzverhütung vor und nach dem Eingriff zu beschäftigen haben, so müssen Sie, wie ja immer als Arzt, das Leib-Seele-Problem berücksichtigen. Geben Sie nicht nur dem Körper, was des Körpers ist, sondern auch der Seele, was der Seele ist! Sie haben nicht nur Gewebeveränderungen und Organfunktionen in Ihren Abwegigkeiten zu behandeln, Sie müssen auch in das Innenleben Ihrer Kranken eintreten, es in Ihrem Sinne, im Sinne des Gesundwerdenwollens beeinflussen. Sie müssen, wenn Sie darauf Anspruch machen wollen, ein guter und ein ganzer Arzt zu sein, aber auch dann, wenn Sie Erfolge erzielen wollen, die Kranken Ihrer Persönlichkeit unter- und einzuordnen verstehen. Sie müssen mit anderen Worten das volle und ganze Vertrauen Ihrer Kranken erwerben und auch behalten. Der alte Hausarzt war zugleich auch der Freund der Familie, Berater in allen Lebenslagen, weil er absolute Vertrauensperson war, weil seine Kranken an ihn als guten und gebildeten Menschen glaubten. Auch Ihre Kranken müssen vor allem an Sie glauben; an Ihnen wird es liegen, diesen Glauben an Sie zu begründen und nicht zu verlieren. Dazu gehört viel Geduld, gehört viel Sich-einfühlenkönnen, gehört viel Optimismus und Lebensbejahung; denn nur wer selber Sonne im Herzen hat, kann Sonne bringen. Dazu gehört aber auch, daß Sie Ihren Kranken nicht nur nicht seelische Schmerzen verursachen, sondern solche auch verhüten, womit wir zu unserem Thema zurückfinden, von dem scheinbar, aber wirklich nur scheinbar eine Abschweifung erfolgt ist.

Sorgenvoll, angsterfüllt, Ungewisses vor sich, viele Fragen auf den Lippen, vor deren Beantwortung seit Tagen, ja Wochen Furcht besteht, von Schmerzen gequält, von Leid zermürbt — so kommt der Kranke zu Ihnen um Rat und Hilfe. Sie dürfen nicht zu laut sein, weil ihm dies weh tut; Sie dürfen seine Klagen und Beschwerden nicht als bedeutungslos hinstellen, weil er sich dann nicht ernst genommen fühlt; Sie dürfen seinen selbst oft übermächtigen Wortschwall, mit dem er Ihnen seine Leiden mitteilt, nicht unterbrechen, weil er sonst kein Vertrauen zu Ihnen gewinnt. Sie sollen aber durch geschickt eingeworfene Fragen diese Spontanamnese ordnen und in ein richtiges Geleise bringen; Sie sollen dadurch, daß Sie nach dem Gesagten sicher zu erwartende Beschwerden erfragen, sofort den berechtigten Eindruck beim Kranken erwecken, daß Sie im Bilde sind, worum es sich handelt. Und sind Sie es nicht — und Sie werden es oft nicht sein — dann werden Sie durch dies bißchen Zauber, wie LIECK es nennt, dem Kranken nicht schaden. Sie sollen weder mit der Diagnose ins Haus fallen — Blitzdiagnosen sind sehr ehrenvoll, aber zumeist falsch — noch mit der Art der nötigen Behandlung sofort herausrücken; Sie sollen sich mit allen unangenehmen Eröffnungen, und dazu gehört auch schon der kleinste operative Eingriff, sachte einschleichen. Ernste Tatsachen teilen Sie den Angehörigen mit, nicht dem Kranken, der sich ohnehin schon selber genug Sorgen macht und nicht noch neue aufgeladen bekommen soll; Sie müssen nicht gerade lügen, Sie müssen nur nicht die Wahrheit sagen; Sie müssen es aber auf jeden Fall dem Kranken so sagen, daß er das Gesagte glaubt und nicht schon gleich oder binnen kurzer Zeit irre an Ihnen und Ihren Worten wird. Sind Sie daher besonders in der ganz umschriebenen Prognosenstellung dem Kranken gegenüber vorsichtig. Sie werden aber auch in dieser Hinsicht wieder individualisieren müssen. Und das läßt sich schwer lernen, das muß man haben oder man wird es niemals können. So wie der gute Narkotiseur — Sie erinnern sich an Gesagtes — nach kurzer Zeit wissen muß, wieviel gerade dieser eben zu betäubende Kranke an Narkoticum zu dem nötigen Eingriff braucht, ebenso müssen Sie nach wenigen Fragen und in richtiger Wertung der darauf von seiten des Kranken erfolgenden Reaktion im klaren sein, wie Sie eben in diesem „Falle" vorzugehen haben. Der eine Kranke fordert Mitleid, der andere weist es zurück; der eine hat das Bedürfnis, sich voll und ganz zu geben und auch sein Inneres zu öffnen, der andere schließt sich scheu ab. Der eine wird Ihre teilnehmende Frage, ob auch während seines Spitalaufenthaltes für seine Familie gesorgt sei, mehr oder weniger ausführlich, jedenfalls aber erfreut beantworten, weil er sieht, daß Sie in ihm mehr als Protokollnummer X Y Z sehen; der andere sagt vielleicht barsch, das sei seine Sache. Auf der Basis solcher Erkenntnisse über die psychische Reaktion werden Sie aber Ihr weiteres Verhalten gegenüber diesem Kranken aufzubauen haben; solche Feststellungen sind auch im engeren Sinne für die Anzeigestellung der jeweiligen Schmerzverhütungsverfahren im Falle der Notwendigkeit zu verwerten.

Sie können weiter seelische Schmerzen verhüten, wenn Sie nur behutsam nach psychischen Traumen, nach Erlebnissen aus der Sexualsphäre fragen; und fragen Sie nicht mehr, als Sie zur Krankheitserkenntnis fragen müssen.

Aber auch bei der folgenden Untersuchung können Sie weitgehende Schmerzen verhüten. Achten Sie das Schamgefühl Ihrer Kranken; lassen Sie sie nicht mehr und nicht länger entkleiden als unbedingt nötig. Verfallen Sie aber nicht in den anderen Fehler, aus falscher Scham nötige Untersuchungen zu unterlassen und bestehen Sie mit gütiger Strenge auf solchen Untersuchungen, wenn sie zur Krankheitserkenntnis nötig sind.

Seien Sie zart bei Ihren Untersuchungen. *Ein* sorgsamer Druck mit weicher Hand unterrichtet Sie von der Stärke und Ausdehnung der Schmerzempfindlichkeit; Sie werden nicht klüger und können nicht fehlendes Wissen dadurch ersetzen, daß Sie schmerzhafte Stellen immer und immer wieder stark oder weniger stark abtasten und so fortlaufend dem Kranken Schmerzen machen, ohne daß daraus für ihn ein Vorteil erwächst. Die Zeiten sind vorüber, wo Rauhigkeit und vielfach auch Grobheit für das Ansehen eines Arztes nötig erschienen. Ich will Sie mit dem nun folgenden Beispiel nicht zur Überwertung von Laboratoriumsbefunden erziehen; Sie werden aber auch nach langem Betasten und genauester Prüfung von abnormer Beweglichkeit und Crepitation Ausdehnung und Form eines Knochenbruches doch nie so genau ermitteln können wie durch ein oder mehrere gute Röntgenbilder. Sie sollen gewiß auch ohne Röntgenverfahren in der Lage sein, die richtige Diagnose als Grundlage einer richtigen Behandlung zu machen. Wenn Ihnen aber die Möglichkeit einer Röntgenaufnahme zur Verfügung steht, dann ziehen Sie diese vor; Sie können dadurch Ihren Kranken viele Schmerzen ersparen, die unnötig sind, und erreichen obendrein meist eine genauere Erkenntnis.

Eine schlaflos und angstvoll durchlebte Nacht ist keine zweckmäßige Vorbereitung für einen operativen Eingriff. Sie werden daher gut daran tun, wenn Sie durch ein Schlafmittel für guten und tiefen Schlaf sorgen. Adalin, Veronal 0,5, Phanodorm seien Ihnen zu diesem Zwecke empfohlen.

Für Sie als zukünftige Allgemeinpraktiker ist die Frage der Schmerzverhütung zum Transport ins Krankenhaus wichtiger. Geben Sie keine Narkotica, bevor Sie sich Ihrer Diagnose nicht sicher sind und berauben Sie durch Schmerzbetäubung auch nicht andere Ärzte der Möglichkeit hierzu. Sie verschleiern durch solche vom Kranken meist dringlich geforderte und Ihnen im Falle der Ablehnung als Herzlosigkeit ausgelegte Maßnahmen ein an sich ungeklärtes Krankheitsbild und können dem Kranken dadurch Schaden bringen. Kommen Sie absolut nicht darum herum, wobei auch die Art der Transportmöglichkeiten weitgehendst zu berücksichtigen sein wird, so beschreiben Sie zumindest genau, was Sie an Krankheitserscheinungen festgestellt haben und teilen Sie auch Zeit, Art und Dosierung Ihrer Medikation dem Spitale schriftlich mit; Mitteilungen durch Begleitpersonen werden oft verstümmelt und sind wertlos. Vergessen Sie doch nicht das an sich so mangelhafte Erinnerungsvermögen des menschlichen Gehirns. Beginnende Peritonitis, zunehmender Hirndruck mahnen zu besonderer Vorsicht; dem Kranken mit einem Knochenbruch können Sie unbesorgt ein schmerzstillendes Mittel verabreichen; Sie handeln damit nur menschlich und somit auch ärztlich und Sie können die Fraktur damit nicht verwischen! Geben Sie im allgemeinen keine schmerzverhütenden Mittel, bevor Sie sich nicht über die Ursache der Schmerzen im klaren sind; denn Sie können nur dort wirksam ordinieren, wo Sie ätiotrop handeln können, wenn Ihnen leider nur zu oft auch nach langem Grübeln nur symptomatische Behandlung als einziger Ausweg bleibt. Gedankenlose Morphiummedikation wird dem Kranken schaden und Ihnen nichts nützen. So werden z. B. bei einem penetrierenden Magengeschwür die Schmerzen durch Morphin infolge seiner sekretionssteigernden Wirkung häufig nur stärker werden; geben Sie dagegen Atropin-Papaverin, so werden Sie die Schmerzen wirklich beherrschen.

Bevor Sie aber überhaupt medizinieren, versuchen Sie durch einfache physikalische Maßnahmen Schmerzen zu lindern und es wird Ihnen oft gelingen, sie nachhaltiger zu beseitigen als durch ein Narkoticum. Sie werden deshalb nicht gleich in den Ruf eines Naturheilkundigen kommen und auch an Ansehen nichts einbüßen. Es gibt ja eine ganze Reihe Kranker, denen eine ausländische Spezialität, deren Namen sie nicht verstehen, der auch meistens nicht viel besagt, viel mehr imponiert als eine reine physikalische Maßnahme. Aber es kommt eben darauf an, wie Sie diese Maßnahme durchführen; auf den nachhaltigen Ernst Ihrer Handlung, die Sie gar nicht zu viel in ihrer Wirkung begründen sollen, legen Sie ein Hauptgewicht und auf die genaueste Beobachtung Ihrer diesbezüglichen Vorschriften; möge die Einhaltung einer genauen Reihenfolge Ihrer Verordnungen auch nicht wesentlich sein; dem Kranken muß sie wesentlich sein, denn die Behandlung, Ihre Behandlung hilft nur dann, wenn sie so durchgeführt wird, wie Sie es angeordnet haben. Bagatellisieren Sie daher nicht aufgeworfene Fragen Ihrer Kranken, sagen Sie niemals, es sei gleichgültig, ob man dies oder jenes nehme, sondern geben Sie genau detaillierte Vorschriften.

Sie werden Schmerzen durch Hirndruck, um auf physikalische Maßnahmen zu kommen, nicht durch ein Narkoticum bekämpfen, sondern durch eine hirndrucksenkende Maßnahme, also etwa durch intravenöse Injektion oder einfacher, allerdings auch weniger wirksam, durch intrarectale Darreichung hypertonischer Lösungen. Geben Sie einem durch Kolikschmerzen geplagten Kranken mit einer Darmstenose nicht Rizinusöl, schon gar nicht Morphin, sondern führen Sie ihn baldigster Operation zu, die in diesem Falle am sichersten die Schmerzen beheben wird. Entleeren Sie die Harnblase, wenn sie hochsteht und der Kranke sich in Schmerzen windet, und geben Sie nicht ein schmerzverhütendes Mittel, das die warnenden Schmerzen beseitigt und der drohenden Perforation Vorschub leistet. Schienen Sie eine Fraktur wirklich so, daß Unverschieblichkeit der Fragmente gewährleistet ist — und der Kranke wird keine Schmerzen mehr haben.

Sie können aber weiter noch einen reichen Schatz physikalischer Maßnahmen zur Schmerzverhütung Ihrer Kranken mobilisieren. Eine gute Krankenpflegerin kann durch zweckmäßige Lagerung, vorsichtiges Durchführen der nötigen Pflegemaßnahmen und eine zarte Hand viel Schmerzen verhüten. Aber warum sollen Sie als Arzt nicht auch von anscheinend so einfachem Handeln Nutzen ziehen, deshalb Nutzen, weil Sie damit wieder an Vertrauen und Dankbarkeit von seiten des Kranken gewinnen. Ruhigstellung wurde schon beim Knochenbruch in seiner Bedeutung gewertet; sie gilt natürlich genau so für jeden entzündlichen Vorgang, für jede Wunde in gleichem Ausmaße. Machen Sie von der Beeinflussung der Schmerzen durch Änderung der Blutfüllung der schmerzhaften Gewebe ausgedehnten Gebrauch; lagern Sie ein Glied, dessen entzündliche Hyperämie Schmerzen verursacht, hoch, wenden Sie Eispackungen an oder die LEITERsche Kühlschlange — Sie werden auf alle Fälle Schmerzen lindern, wenn nicht vertreiben. Sie können dieselbe Wirkung aber erzielen, wenn Sie die Hyperämie steigern, sei es durch Stauung oder durch Hitzeanwendung in irgendeiner Form. Wie Sie Hitze applizieren, ist letzten Endes gleichgültig; ob durch Kataplasmen nach altem Vorväterrezept mit Käspappelblättern oder Heublumen oder mit irgendeiner wärmespendenden allerneuesten Strahlungslampe; Ihre Sache ist es, diejenige Hitzequelle zu verwenden, die dem Kranken zusagt, von der er sich am meisten verspricht; auch hier kommt zweifellos ein bischen LIEKscher Zauber in Frage, dessen Sie sich aber nicht zu schämen brauchen, wenn Sie tatsächlich eine Ihren Kranken nützliche Wirkung damit erzielen, wenn Ihre Anzeigestellungen hierzu klar und eindeutig in medizinischer Ursache und nicht in geschäftlichem Interesse begründet sind. Und seien Sie auch in diesem Zusammenhange daran erinnert, daß auch psychische Beeinflussung Schmerzen lindert, ein froher Ausblick, eine gute Hoffnung Schmerzen vergessen machen kann.

Sie sollen aber naturgemäß auch alle pharmakodynamischen Möglichkeiten zu Nutzen Ihrer Kranken voll ausschöpfen. Geben Sie einer Gallen- oder Nierensteinkolik, wenn ein richtig dosierter Versuch mit Papaverin — zumindest 0,08 pro dosi — nicht bald zum Ziele führt, ruhig Morphin, da Sie sonst die rasenden Schmerzen nicht beherrschen können; schmerzhafte Blasenkontraktionen bei einer Cystitis werden Sie aber besser mit Codein bekämpfen können, dem Sie noch ein Belladonnastuhlzäpfchen hinzufügen. Vergessen Sie auch bei der schmerzstillenden Medikation nicht, daß man viele Mittel auch rectal zuführen kann; man muß nicht alles injizieren! Sie werden, um ein anderes Beispiel zu bringen, Kopfschmerz durch Anämie der weichen Hirnhäute im Gegensatz zum Kopfschmerz bei Hirndruck durch gefäßerweiternde

Mittel, in diesem Falle am besten durch Coffein, unterdrücken können.
Für alle neuralgischen Schmerzen sei Ihnen das von MARBURG eingeführte und an der Klinik seit vielen Jahren mit bestem Erfolge verwendete Pulver empfohlen:

Rp. Pyramidon.
Phenacetin.   aa 0,3
Codein. mur.   0,01
Coffein. natriobenz.   0,1
D. t. d. X.
Signa: MARBURG-Pulver.

Einige Worte zur Morphinmedikation überhaupt. Seien Sie dort
mit diesem herrlichen Pharmacon nicht sparsam, wo nichts mehr zu
verlieren ist. Wer einem inoperablen Carcinom Morphin verweigert,
weil der Kranke vielleicht dem Gift verfallen könnte, handelt nicht gut.
Man muß sich auch den Kranken ansehen, dem man Morphin gibt;
und man soll vor allem dem Kranken niemals sagen, daß er Morphin
bekommt. Laudanum, Alcaloid. thebaicum — machen sich auf dem
Rezept ebenso gut, werden vom Apotheker ebenso sicher verstanden,
vom Kranken aber nicht. Versagen Sie Morphin nicht dem Sterbenden.
Sie sollen nicht so dosieren, daß der Eintritt des Todes dadurch beschleunigt wird. Sie haben nicht das Recht Todesurteile zu fällen und
abgesehen von allen juridischen Bedenken gegenüber der Euthanasie
schon deshalb nicht, weil Sie bei wachsender Erfahrung immer wieder
einmal sehen werden, daß Sie sich täuschen können in der anscheinend
sicheren Prognose, daß zweifellos Moribunde sich doch wieder erholen
und am Leben bleiben. Machen Sie das Sterben so leicht wie möglich,
aber führen Sie nicht den Tod selber durch Ihre Medikation herbei.

So ließen sich noch viele Beispiele der pharmazeutischen Schmerzverhütung anführen. Sie erübrigen sich aber wohl, da Sie ja alle Phar-
makologie und Pharmakodynamik studiert haben; ich wollte Ihnen
nur an einigen Exempeln zeigen, nach welchen Grundsätzen Sie im
allgemeinen vorzugehen haben und möchte wiederholen: keine Schmerzverhütung ohne Diagnose der Ursache der Schmerzen, keine gedankenlose Morphinmedikation!

Und nach dem Eingriff sollen Sie erst recht nach Tunlichkeit Schmerzen verhüten; Sie müssen es sogar aus vitaler Anzeige. Der Kranke
muß aushusten, da sonst die Gefahr einer Lungenentzündung droht.
Er tut es aber nicht, weil es ihm weh tut. Sie müssen daher den Kranken
zuerst schmerzfrei machen, ihn dann aber im schmerzfreien Zustand
um so energischer zum Aushusten anhalten, weil durch das Narkoticum
der Reiz zum Aushusten nicht empfunden wird; unterlassen Sie dies,
so schaden Sie mehr als Sie nützen. Sie müssen den Kranken schmerzfrei
machen, weil er schlafen, weil er sich nicht schmerzgeplagt und ruhelos
im Bett herumwälzen soll, da dadurch Wundverlauf und Wiedererstarken
des Organismus gefährdet werden. Geben Sie daher am Abend des
Operationstages 0,02 Pantopon, geben Sie einmal 0,01 oder auch
0,02 Morphin, Sie werden deshalb noch keine Darmlähmung zu befürchten haben. Lagern Sie den Kranken aber auch richtig. Machen

Sie mit dem v. HACKERschen Bettspanner sein Leintuch faltenlos, so daß er nirgends drückende Falten empfindet; entlasten Sie durch Hochlagerung des Oberkörpers seine Bauchdecken; durch ein Kissen unter die gebeugten Knie erreichen Sie ein gleiches. Sorgen Sie in den ersten Tagen für Ruhe, schützen Sie ihn vor allzu besorgten, nicht selten allzu neugierigen näheren und ferneren Verwandten, Freunden und Nachbarn. Verschaffen Sie Ihren Kranken aber später leichte, nicht anstrengende Ablenkung, und Sie werden auch dadurch gelegentlich Schmerzen verhüten.

Achten Sie den Schmerz in der Nachbehandlung! Bedenken Sie erstens, daß Kranke nach einem operativen Eingriff schmerzempfindlicher geworden sind und nehmen Sie darauf beim Verbandwechsel, bei Streifenkürzungen, Entfernung von Drains oder Klammern und Nähten gebührende Rücksicht, besonders wenn diese Streifen und Drains in eine Körperhöhle reichen. Auch hier ist es gut, wenn Sie den Kranken vorher über Ihr Vorhaben aufklären und ihn nicht plötzlich durch einen starken Schmerz überraschen. Eine forcierte Bewegung von seiten des Kranken mit ganz unkoordinierten Muskelanspannungen kann Ihren operativen Erfolg unter Umständen zunichte machen. So können Sie bei Streifenentfernung nach Tamponade eines nicht schließbaren Douglasschen Raums einen Prolaps von Darmschlingen, oder bei der gleichen Gelegenheit auch die Sprengung einer frischen Bauchdeckennaht provozieren. Es wird bei Berücksichtigung der Individualität des betreffenden Kranken sogar ein kurzer Rausch zur Vornahme solch' schmerzhafter Verbandswechsel unter Umständen angezeigt sein. Achten Sie den Schmerz bei der Nachbehandlung nach Gelenksplastiken, um ein anderes Beispiel herauszugreifen. Durch gewaltsame Maßnahmen setzen Sie neue kleine Verletzungen, die wieder zu neuer Narbenbildung führt und mühsam Errungenes geht dadurch wieder und oft unwiederbringlich verloren.

Vergessen Sie aber auch im postoperativen Verlauf nicht, die Psyche Ihrer Kranken zu stützen. Sie werden dies gelegentlich durch ein liebes, freundliches Wort erreichen. Zeigen Sie Ihren Kranken ein heiteres, frohes Gesicht und öffnen Sie schon mit festem, wenn auch leisem Gehaben die Tür ins Krankenzimmer; schleichen Sie nicht sorgenvoll gebeugt hinein. Das Auge des Kranken liest in Ihrem Gesicht die Prognose seiner Krankheit; und es trifft nicht selten zu, daß der Kranke sich so fühlt, wie Sie ihn ansehen. Sorgen und Müdigkeit lassen Sie außerhalb des Krankenzimmers, es sind ihrer genügend in ihm drinnen. Sie werden gelegentlich durch ein mahnendes Wort, das nicht der Strenge entbehren soll, unvernünftigem Gehaben Einhalt tun können. Appellieren Sie, wenn die nötige Nachbehandlung Schmerzen verursacht, an die Vernunft Ihrer Kranken; überzeugen Sie sie, daß nur ihr Vorteil, ihre Heilung es fordern, Schmerzen zu überwinden, und daß diese Schmerzen zur Beseitigung noch vorhandener Mängel immer ärger würden, wenn nicht mit der nötigen Energie vorgegangen würde. Machen Sie Versprechungen über den Heilverlauf und den voraussichtlichen Grad der Wiederherstellung, aber versprechen Sie nicht mehr, als Sie halten können. Denn dadurch können Sie Schmerzen der Enttäuschung verhüten, die durch die kurze Freude der erweckten Hoffnungen nicht aufgewogen werden. Zeigen Sie ihren Patienten gleichartige Kranke, die sich schon in vorgeschrittener Heilung befinden, zum Trost; besonders bei Amputierten werden Sie dadurch Seelenschmerz verkleinern und auch so Schmerzverhütung treiben.

Vergessen Sie bitte auch niemals die Pflichten, die Ihnen das ärztliche Berufsgeheimnis auferlegt. Sie dürfen es nur mit Erlaubnis Ihrer Kranken umgehen. Dessen ungeachtet wird das ärztliche Berufsgeheimnis durch die Krankenkassenorganisation täglich aufs gröbste verletzt. Achten Sie es stets und Sie werden auch dadurch manchen Schmerz verhüten.

Bei chronisch Kranken, die lange Zeit ans Bett oder wenigstens ans Zimmer gefesselt sind, sorgen Sie dafür, daß sich Ihre Schutzbefohlenen entsprechend den gegebenen Möglichkeiten irgendwie beschäftigen; treiben Sie nach dem Beispiele der Psychiater Arbeitstherapie und Sie werden Ihren Kranken über manche schwere Stunde, über manchen trüben Tag hinweghelfen und Sonne ins Krankenzimmer hineinzaubern. ROLLIER in Leysin hat uns gezeigt, was ans Bett und selbst in fixierende Verbände gefesselte Kranke alles in dieser Hinsicht leisten können; er hat eine eigene Verkaufsorganisation geschaffen, um die so gewonnenen Arbeitsleistungen zum Nutzen seiner Kranken ab- und umzusetzen. Denn mit der erzielten Leistung steigt auch die Freude an der Arbeit; dies gilt auch für den Kranken.

Sie werden weiter hoffentlich recht selten zwei Erkrankungen im postoperativen Verlaufe sehen, die Sie sogar zur Durchführung einer Allgemeinbetäubung nötigen; ich meine den postoperativen Tetanus und das delirium tremens, den Säuferwahnsinn. Über die Dauerschlafbehandlung des Tetanus habe ich schon gelegentlich der Avertinnarkose gesprochen; ich habe dem dort Gesagten nichts hinzuzufügen. Das Delirium wird erstens wegen seiner Kreislaufbeanspruchung gefährlich, zum zweiten dadurch, daß dem Toben kein Verband auf die Dauer standhält. Sie müssen zum Dämmerschlaf greifen, ohne die Gefahr der Pneumonie, die durch den überbeanspruchten Kreislauf noch unterstützt wird, zu gering einzuschätzen. Geben Sie aber auch ordentliche Dosen Alkohol; Entwöhnungskuren in diesem Stadium sind nicht angezeigt. Auch die postoperative Psychose wird Sie zur Darreichung von Schlaf- und Beruhigungsmitteln zwingen.

Eine besondere Besprechung verdient das Kind als Patient. Spielen Sie mit ihm und Sie werden sehen, welche Bewegungen es vermeidet, welche Körperabschnitte es schont, wie es atmet, wie es ißt und trinkt. Beim Kinde gilt noch mehr als beim Erwachsenen der Satz: Erst schauen, dann noch einmal schauen und zuletzt erst zugreifen. Müssen Sie dem Kinde gelegentlich der Untersuchung Schmerzen verursachen, so tun Sie es ganz zum Schlusse Ihrer Untersuchung, weil Sie dann nichts mehr weiter erreichen werden. Ein einmal mißtrauisch gemachtes Kind vergißt nicht so rasch zugefügtes Leid. Sie können dem Kinde nicht die Notwendigkeit schmerzlichen Tuns Ihrerseits begreiflich machen. Glauben Sie ja nicht, daß Kinder etwa Schmerzen weniger empfinden als Erwachsene; das gilt höchstens für Säuglinge und das ist nur eine unbewiesene Annahme. Sie sind beim Kinde genau so zur Schmerzverhütung verpflichtet wie beim erwachsenen Kranken. Kinder schwindeln auch selten; selbst wenn sie den Versuch machen, Schmerzen zu verleugnen, um einer drohenden Behandlung oder der Spitalsaufnahme zu entgehen, so gelingt ihnen das nicht oder nur schlecht. Daß Simulation bei Kindern vorkommt, ist kein Zweifel, gewiß aber selten. Und gerade das Kind können Sie durch psychische Beeinflussung, durch ein mitgebrachtes Spielzeug, durch eine Näscherei von nicht vermeidbaren, schmerzhaften Handlungen ausgezeichnet ablenken, wenn Sie es richtig anzupacken verstehen.

Und nun zum Schlusse lassen Sie mich noch einige Sätze zusammenfassen, die Sie ja im Laufe meiner Ausführungen schon zu wiederholten Malen in verschiedenen Zusammenhängen gehört haben, die ich Ihnen aber doch noch einmal besonders ans Herz legen möchte:

1. Schmerzen verhüten und Schmerzen bekämpfen sollen Sie, wo immer nur Sie können, aber erst nach Feststellung der Ursache der Schmerzen, wenn Sie ursachenbewußt handeln können.

2. Müssen Sie zu Morphium greifen, dann lassen Sie dem Kranken gegenüber nichts davon verlauten, sondern verwenden Sie einen der geläufigen Decknamen.

3. Die Art der Schmerzverhütung und Schmerzbetäubung ist immer in ein richtiges Verhältnis zur Größe des nötigen Eingriffs zu bringen. Dabei wird der Wunsch des Kranken bei fehlender Gegenanzeige gegen das eine oder andere Verfahren, namentlich in der Wahl zwischen Erhalten und Betäuben des Bewußtseins nach Tunlichkeit zu berücksichtigen sein.

4. Maßgebend muß aber vor allem die Überlegung sein, daß Sie immer diejenige Methode oder diejenige Kombination von Verfahren bevorzugen, die gerade bei diesen Kranken und bei dieser Erkrankung, bei diesen Schmerzen und bei diesem Eingriff die sicherste ist. Daraus geht hervor, daß Sie niemals schematisieren dürfen, sondern immer individualisieren müssen.

5. Seien Sie sich immer bewußt, daß jede Schmerzverhütung ebenso genau und verantwortungsbewußt ausgeführt werden muß wie der Eingriff selbst. Jede Schmerzverhütung ist letzten Endes eine Hilfsmaßnahme und soll an sich dem Kranken niemals schaden. Der Endausgang ist oft mehr von der richtigen Wahl und Durchführung der Schmerzverhütung als vom Eingriff abhängig.

6. Seien Sie stets eingedenk, daß Sie gar viele Schmerzen durch zartes und vorsichtiges Untersuchen und Behandeln Ihrer Kranken verhüten können.

7. Und vergessen Sie schließlich niemals, daß es nicht nur körperliche, sondern auch seelische Schmerzen gibt, die Sie oft durch zweckmäßiges Vorgehen verhüten, durch psychische Beeinflussung lindern und beseitigen können. Erst dann werden Sie Ihren Kranken nicht nur heilender Arzt, sondern auch helfender Freund werden.